Atlas de Ultrassom e Anatomia

Rejuvenescimento Facial

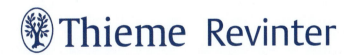

Atlas de Ultrassom e Anatomia

Rejuvenescimento Facial

Steven F. Weiner
Facial Plastic Surgeon and Founder
Aesthetic Clinique
Santa Rosa Beach, Florida, USA

Christopher C. Surek
Assistant Professor of Anatomy
Departament of Anatomy
Kansas City University;
Clinical Assistant Professor
Department of Plastic Surgery
University of Kansas Medical Center;
Board Certified Plastic Surgeon
Private Practice
Surek Plastic Surgery
Kansas City, Missouri, USA

Ilustrações por Dr. Levent Efe, CMI

162 Ilustrações

Thieme
Rio de Janeiro • Stuttgart • New York • Delhi

**Dados Internacionais de
Catalogação na Publicação (CIP)
(eDOC BRASIL, Belo Horizonte/MG)**

W423a
Weiner, Steven F.
Atlas de ultrassom e anatomia: rejuvenescimento facial/Steven F. Weiner, Christopher C. Surek. – Rio de Janeiro, RJ: Thieme Revinter, 2025.

Inclui bibliografia
Título Original: *Atlas of Ultrasound and
Anatomy: Facial Rejuvenation*
ISBN   978-65-5572-350-2
eISBN 978-65-5572-351-9

1. Medicina estética. 2. Dermatologia. 3. Cirurgia Plástica. 4. Radiologia. I. Surek, Christopher C. II. Título.

CDD: 617.95

Elaborado por Maurício Amormino Júnior – CRB6/2422

Revisão Técnica:
NÁDIA DE ROSSO GIULIANI
Membro Titular da Sociedade Brasileira de Cirurgia Plástica (SBCP)
Especialista em Contorno Corporal – HCFMUSP
Cirurgiã de Reconstrução de Mamas do Instituto Brasileiro de Controle do Câncer (IBCC– SP)

Nota: O conhecimento médico está em constante evolução. À medida que a pesquisa e a experiência clínica ampliam o nosso saber, pode ser necessário alterar os métodos de tratamento e medicação. Os autores e editores deste material consultaram fontes tidas como confiáveis, a fim de fornecer informações completas e de acordo com os padrões aceitos no momento da publicação. No entanto, em vista da possibilidade de erro humano por parte dos autores, dos editores ou da casa editorial que traz à luz este trabalho, ou ainda de alterações no conhecimento médico, nem os autores, nem os editores, nem a casa editorial, nem qualquer outra parte que se tenha envolvido na elaboração deste material garantem que as informações aqui contidas sejam totalmente precisas ou completas; tampouco se responsabilizam por quaisquer erros ou omissões ou pelos resultados obtidos em consequência do uso de tais informações. É aconselhável que os leitores confirmem em outras fontes as informações aqui contidas. Sugere-se, por exemplo, que verifiquem a bula de cada medicamento que pretendam administrar, a fim de certificar-se de que as informações contidas nesta publicação são precisas e de que não houve mudanças na dose recomendada ou nas contraindicações. Esta recomendação é especialmente importante no caso de medicamentos novos ou pouco utilizados. Alguns dos nomes de produtos, patentes e design que nos referimos neste livro são, na verdade, marcas registradas ou nomes protegidos pela legislação referente à propriedade intelectual, ainda que nem sempre o texto faça menção específica a esse fato. Portanto, a ocorrência de um nome sem a designação de sua propriedade não deve ser interpretada como uma indicação, por parte da editora, de que ele se encontra em domínio público.

Copyright © 2025 da edição original em inglês de Thieme.
All rights reserved.
Título Original: Atlas of Ultrasound and Anatomy: Facial Rejuvenation

© 2025 Thieme. All rights reserved.
Thieme Revinter Publicações Ltda.
Rua do Matoso, 170
Rio de Janeiro, RJ
CEP 20270-135, Brasil
http://www.ThiemeRevinter.com.br

Thieme USA
http://www.thieme.com

Impresso no Brasil por Forma Certa Gráfica Digital Ltda.
5 4 3 2 1
ISBN 978-65-5572-350-2

Também disponível como eBook:
eISBN 978-65-5572-351-9

Todos os direitos reservados. Nenhuma parte desta publicação poderá ser reproduzida ou transmitida por nenhum meio, impresso, eletrônico ou mecânico, incluindo fotocópia, gravação ou qualquer outro tipo de sistema de armazenamento e transmissão de informação, sem prévia autorização por escrito.

Dedico este livro à minha família. Minha esposa Sandy tem sido minha maior apoiadora e líder de torcida. Agradeço aos meus filhos, Alex e Sydney, que me permitiram praticar ultrassom por inúmeras horas durante o confinamento da Covid. Quero agradecer especialmente à Dra. Leonie Schelke, que tem sido minha mentora e colega durante minha jornada com o ultrassom. Espero que os leitores se sintam inspirados a adotar o ultrassom e que suas injeções sejam mais seguras e precisas graças a este texto.

Steven F. Weiner

Dedico este livro à minha família. Minha esposa Krystle Surek e meus filhos Arden Surek e Sutton Surek. Eles continuam a apoiar minha paixão por educação e ensino e meu amor por esta área. Também gostaria de agradecer a todos os meus mentores nos últimos anos. Sem sua orientação, instrução e apoio, eu não seria o cirurgião, injetor e educador que sou hoje. E, por fim, dedico este livro a você... o leitor... estamos todos juntos nisso e devemos continuar a educar a nós mesmos, uns aos outros e aos nossos pacientes. Incentivo todos nós a nunca pararmos de aprender e sempre nos esforçarmos para obter resultados seguros, éticos e consistentes para nossos pacientes.

Christopher C. Surek

Sumário

Prefácio...ix

1. Uma Abordagem Tridimensional da Anatomia Facial para o Injetor 3

1.1	**Esqueleto Facial** 3	**1.3**	**O SMAS como um "Medidor de Profundidade".**.....................3
1.2	**A Analogia do Bolo de Aniversário (As Camadas do Rosto)** 3		

2. Anatomia em Camadas da Parte Superior da Face.............................15

2.1	**Têmporas** 15	2.4.2	Segundo Plano de Injeção...............27
		2.4.3	Terceiro Plano de Injeção 27
2.2	**Glabela.**............................17		
		2.5	**Ultrassom da Testa e da Glabela** 30
2.3	**Anatomia e Técnica de Ultrassom para as Têmporas.**...................19	2.5.1	Anatomia da Artéria Supraorbital e Transições de Profundidade 30
2.4	**Planos de Injeção nas Têmporas** 27	2.5.2	Anatomia da Artéria Supratroclear e Transições de Profundidade 30
2.4.1	Primeiro Plano de Injeção 27		

3. Anatomia em Camadas da Face Média 47

3.1	**Nariz.**..............................47	**3.5**	**Face Média Inferior Anterior** 51
3.2	**Sulco Nasolabial.**....................47	**3.6**	**Canal Lacrimal** 53
3.3	**Bochecha Lateral** 47	**3.7**	**Anatomia e Técnica de Ultrassom para o Terço Médio da Face e o Canal Lacrimal** 63
3.4	**Face Média Superior Anterior** 47		

4. Anatomia em Camadas da Parte Inferior da Face..............................83

4.1	**Lábio Superior e Inferior.**.............83	**4.3**	**Linha Posterior da Mandíbula** 86
4.2	**Linha Anterior da Mandíbula (Queixo, Pré-Jugal, Marionete)** 83	**4.4**	**Anatomia e Técnica de Ultrassom para a Parte Inferior da Face** 96

Índice Remissivo 117

Prefácio

A ultrassonografia da face tornou-se um acréscimo inestimável ao setor estético. Suas raízes remontam ao Dr. Philippe Katz (França), que iniciou a ultrassonografia dermatológica em 1998 e escreveu o primeiro artigo, em 2000, sobre o uso de ácido polilático em pacientes HIV positivos, no qual a ultrassonografia facial foi incorporada. Outros inovadores pioneiros (2011) foi o grupo de médicos de Amsterdã (mais tarde conhecido como o grupo Cutaneous), formado pela Dra. Leonie Schelke, pelo Dr. Peter Velthuis e, mais tarde, pelo Dr. Tom Decates. Foi esse grupo que liderou a pesquisa e a educação para o uso do ultrassom em injeções estéticas e no gerenciamento de complicações de preenchimento. Houve contribuições globais para o ultrassom, incluindo especialistas coreanos, Dr. Hyoung Jin Moon, Dr. Ji Soo Kim e Dr. HeeJin Kim, e especialistas sul-americanos, Dra. Ximena Wortsman (2001) e Dra. Rosa Sigrist.

Quando o Dr. Surek me pediu para ser coautor de seu próximo livro sobre anatomia para o injetor, destacando o ultrassom, fiquei honrado e ansioso para compartilhar meu conhecimento sobre esse campo em expansão. Meu objetivo é mostrar a anatomia pertinente para o injetor usando o ultrassom. Há uma enorme variação de anatomia vascular em pacientes que buscam tratamentos. Este texto mostrará a anatomia mais comum encontrada em nossos pacientes e discutirá mais detalhadamente algumas das variantes mais comuns. Acredito que ter uma sólida formação em anatomia é um pré-requisito para a compreensão das imagens de ultrassom. É por isso que a combinação de ilustrações médicas detalhadas e imagens de ultrassom faz sentido, e este é o primeiro livro-texto a incluir uma análise tão abrangente das relações anatômicas faciais.

Infelizmente, a imagem estática não faz justiça ao ultrassom. Incentivamos os injetores a praticarem diligentemente e a apreciarem o benefício do vídeo e da imagem em tempo real ao avaliarem seus pacientes. Além disso, para manter o foco deste livro-texto na anatomia, os outros benefícios do uso do ultrassom para ajudar a analisar e atenuar as complicações do preenchimento não foram incluídos propositalmente.

Este livro é o resultado de centenas de dissecções em cadáveres, extensas revisões da literatura e inúmeras imagens de ultrassom. Tentamos transferir a riqueza de conhecimentos que adquirimos em nossas décadas de experiência em cirurgia e injeção. O campo do ultrassom facial ainda é muito jovem, mas está crescendo rapidamente. Sem dúvida, haverá novas descobertas e tecnologias, incluindo Inteligência Artificial (IA), surgindo nos próximos anos, o que impulsionará ainda mais a adoção, diminuindo a curva de aprendizado e ajudando os novatos a decifrarem os "70 tons de cinza".

Steven F. Weiner, MD

Nos últimos 12 anos, tive a sorte de pesquisar, publicar e ensinar sobre anatomia facial específica para injetores, incluindo, mas não se limitando a inúmeras horas de dissecação no laboratório, com mais de 500 dissecações de cabeças de cadáveres até o momento. Também participei de muitas colaborações em pesquisas baseadas em evidências, além de ensinar e falar em conferências/cursos nacionais e internacionais. Inúmeros mentores e colegas me orientaram e viajaram comigo nessa busca. Sou extremamente grato por todo o seu apoio e orientação. Este livro é um resumo cuidadoso do que aprendi e descobri ao longo do caminho.

A anatomia para o injetor de preenchimento e neurotoxina é inerentemente única em comparação com a anatomia para o cirurgião facial ou o anatomista acadêmico. Isso não significa necessariamente que a anatomia seja diferente, mas sim que a maneira como se vê e usa a anatomia na cirurgia em comparação com as injeções é única. Por exemplo, na cirurgia de *lifting* facial, geralmente liberamos os ligamentos de retenção da bochecha para facilitar o movimento do retalho, enquanto na injeção de preenchimento podemos usar os ligamentos como limites para construir entre eles ao restaurar ou melhorar o contorno da bochecha de nossos pacientes. Na cirurgia de blefaroplastia, muitas vezes, o ligamento de retenção orbital (ORL) e o ligamento do canal lacrimal (TTL) são liberados para permitir o reposicionamento do tecido mole, ao passo que, na injeção de preenchimento, muitas vezes, contamos com a estabilidade e a localização desses ligamentos para suporte de limites e/ou possível aumento de volume em tratamentos de canal lacrimal.

O resultado é que o injetor depende de uma compreensão profunda da anatomia clinicamente relevante para a navegação facial, o que afeta os resultados do paciente e evita complicações indesejadas. Até a

Prefácio

recente introdução do ultrassom no espaço da estética médica, o preenchimento de tecidos moles e a injeção de neurotoxina dependiam da experiência e da capacidade do injetor de navegar pelo rosto sem visão direta das estruturas mais profundas. Com o uso do ultrassom nesse campo, ele agora proporciona uma nova onda de visualização da anatomia facial em nossos pacientes.

O ultrassom tornou-se uma parte fundamental da minha prática estética não cirúrgica. Acredito firmemente que ele oferece aos injetores a capacidade de avaliar a variação anatômica, avaliar resultados abaixo do ideal, tratar complicações e possivelmente fornecer injeções guiadas em tempo real. Portanto, o Dr. Steve Weiner e eu decidimos colaborar em um atlas de ultrassom centrado na anatomia, delineando a anatomia clinicamente relevante para o injetor em toda a face, juntamente com orientações passo a passo para a utilização do ultrassom como injetor facial.

Neste texto, incentivamos os leitores a mergulharem na bela e intrincada arquitetura tridimensional do rosto, como se estivessem viajando por uma exposição de arte imersiva. Nós os levamos em uma jornada pelas principais subunidades estéticas, destacando as diferentes camadas faciais e a sinfonia de estruturas que existem dentro delas. Tomamos muito cuidado para nos concentrarmos nas estruturas anatômicas de alto rendimento e equipamos os injetores com o conhecimento necessário para navegar até o alvo e evitar resultados indesejados.

Por fim, incentivo todos os injetores, independentemente de seu nível de treinamento ou experiência, a sempre manterem um medo saudável da anatomia e a continuarem a se educar ao longo de sua carreira. Steve e eu esperamos que este livro sirva como mais um recurso entre muitos que os injetores podem utilizar para aprimorar e aperfeiçoar seu conjunto de habilidades como injetores faciais.

Christopher C. Surek, DO, FACS

Capítulo 1

Uma Abordagem Tridimensional da Anatomia Facial para o Injetor

1.1 Esqueleto Facial 3

1.2 A Analogia do Bolo de Aniversário (As Camadas do Rosto) 3

1.3 O SMAS como um "Medidor de Profundidade" 3

1 Uma Abordagem Tridimensional da Anatomia Facial para o Injetor

Resumo

A anatomia facial para o injetor é baseada em uma sólida compreensão da arquitetura tridimensional da face. Este capítulo descreverá as camadas concêntricas da face, bem como a sinfonia das estruturas da face que podem ser utilizadas pelo injetor para otimizar os resultados.

Palavras-chave: Sistema musculoaponeurótico superficial (SMAS), ligamentos de retenção, espaços potenciais, compartimentos de gordura facial

1.1 Esqueleto Facial

A anatomia para o injetor facial é única e complexa. É fundamental que o injetor tenha uma compreensão abrangente da arquitetura tridimensional da face. Os autores recomendam que os injetores considerem o sistema musculoaponeurótico superficial (SMAS) como um medidor de profundidade para auxiliar na navegação do superficial para o profundo e vice-versa durante a injeção clínica.

De forma simplificada, a face tem cinco camadas concêntricas (▶ Fig. 1.1, ▶ Fig. 1.2, ▶ Fig. 1.3, ▶ Fig. 1.4).

- A **camada 1** é o esqueleto facial e o periósteo.
  - O esqueleto facial perde densidade mineral óssea com a idade, resultando em alterações morfológicas.
- A **camada 2** é o plano "subSMAS".
  - Ele contém compartimentos de gordura profunda, espaços potenciais e as origens dos "verdadeiros" ligamentos de retenção osteocutâneos.
- A **camada 3** é a camada SMAS.
- A **camada 4** é a camada "supraSMAS".
  - Ela contém os compartimentos de gordura superficial e a extensão da cútis retinacular dos ligamentos de retenção osteocutâneos "verdadeiros".
- A **camada 5** é a pele.

1.2 A Analogia do Bolo de Aniversário (As Camadas do Rosto)

Uma analogia relacionável é comparar as camadas faciais a um bolo de aniversário de duas camadas. O prato do bolo é o esqueleto facial, que sofre reabsorção e alteração durante o processo de envelhecimento. A primeira camada do bolo é a camada "subSMAS", que contém os compartimentos de gordura facial profunda, espaços potenciais (ou seja, espaço temporal superior, também conhecido como plano interfascial, espaço pré-zigomático, espaço piriforme profundo) e as origens dos "verdadeiros" ligamentos de retenção osteocutâneos (ou seja ligamento de retenção zigomático principal, ligamento de retenção orbital, ligamentos de retenção zigomaticocutâneos, ligamento de retenção osteocutâneo mandibular, ligamento platisma mandibular). A camada intermediária da cobertura é a camada SMAS. Em vários locais da face, a vasculatura é comumente entrelaçada dentro dos limites da camada SMAS e seus análogos, como a fáscia temporal superficial.

A camada superior do bolo é o plano "supraS-MAS" que contém os compartimentos de gordura superficial da face, sendo divididos por septos vasculares, bem como a cútis retinacular dos ligamentos de retenção facial. Pode-se considerar a estrutura dos ligamentos de retenção osteocutâneos como uma árvore. Na camada profunda da face, o ligamento é robusto e compacto como o tronco de uma árvore. À medida que o ligamento atravessa a superfície através do SMAS para, por fim, inserir-se na pele, o ligamento "arboriza-se" em um padrão de ramificação intitulado cútis retinacular.

A camada superior da cobertura é a pele, que contém a anatomia topográfica refletindo as camadas mais profundas da face e suas respectivas estruturas anatômicas (ou seja, junção da pálpebra com a bochecha, sulco nasojugal, sulco nasolabial, sulco de marionete) (▶ Fig. 1.5, ▶ Fig. 1.6, ▶ Fig. 1.7, ▶ Fig. 1.8).

1.3 O SMAS como um "Medidor de Profundidade"

À medida que o injetor facial navega pela anatomia da face, deve-se considerar a interação e/ou a sinfonia das estruturas que contribuem para cada subunidade tridimensional da face. Por exemplo, o injetor pode usar o SMAS como um medidor de profundidade para acessar previsivelmente a camada profunda da face ou como um ponto de parada para permanecer na camada subcutânea da face. Em seguida, o injetor pode direcionar os compartimentos de gordura especificados e/ou os espaços potenciais formados entre ou dentro dos ligamentos de retenção facial, ao mesmo tempo em que exerce a quantidade adequada de cautela para evitar os vasos e os linfáticos.

Uma Abordagem Tridimensional da Anatomia Facial para o Injetor

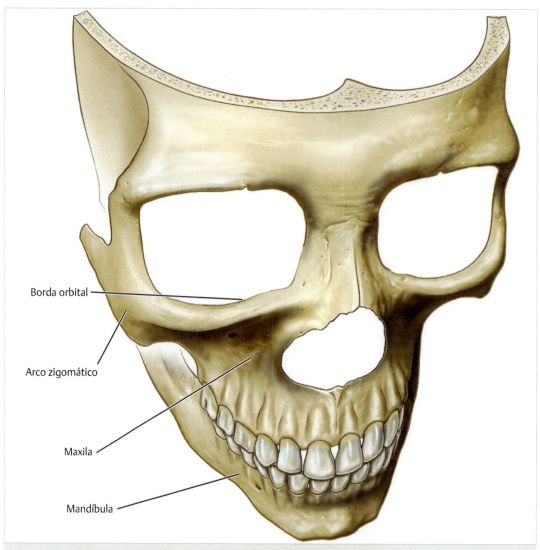

Fig. 1.1 Ilustração anatômica do esqueleto facial. © Dr. Levent Efe, CMI.

1.3 O SMAS como um "Medidor de Profundidade"

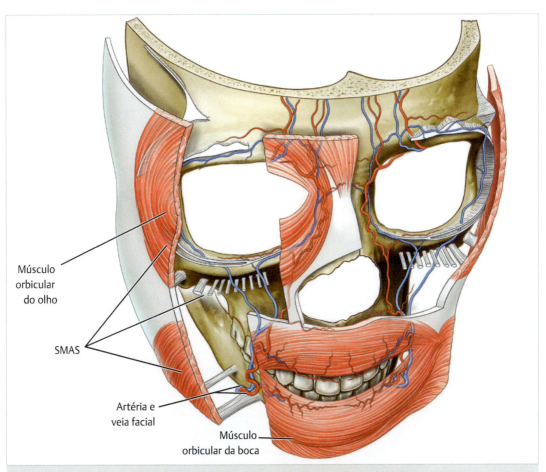

Fig. 1.2 Ilustração anatômica da camada 4 da face, também conhecida como "plano subSMAS", que contém os compartimentos de gordura profunda da face, a origem dos ligamentos de retenção osteocutâneos e os espaços potenciais de deslizamento da face. SMAS, sistema musculoaponeurótico superficial. © Dr. Levent Efe, CMI.

Uma Abordagem Tridimensional da Anatomia Facial para o Injetor

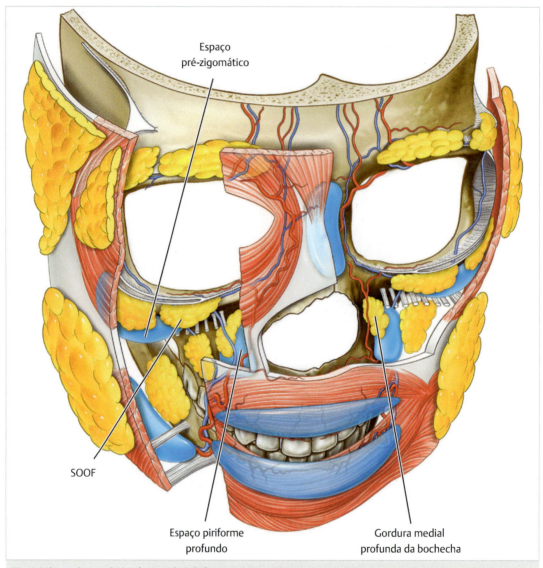

Fig. 1.3 Ilustração anatômica da camada 3 da face, também conhecida como "plano SMAS", que contém os músculos da animação facial, bem como a vasculatura arterial da face em determinados locais. SOOF, gordura suborbicular do olho (*suborbicularis oculi fat*). © Dr. Levent Efe, CMI.

1.3 O SMAS como um "Medidor de Profundidade"

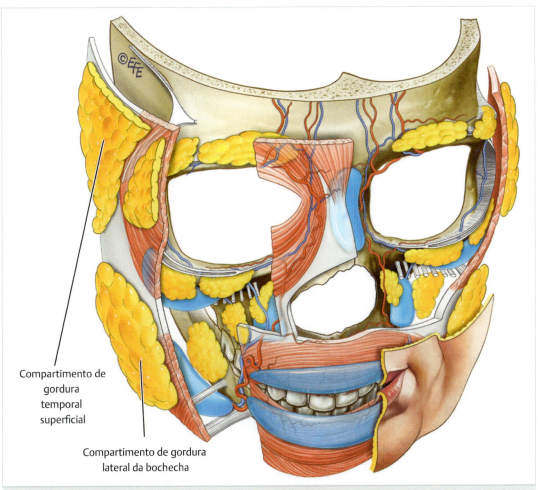

Fig. 1.4 Ilustração anatômica da camada 2 da face contendo os compartimentos de gordura superficial e a cútis retinacular ramificada dos ligamentos de retenção osteocutâneos. © Dr. Levent Efe, CMI.

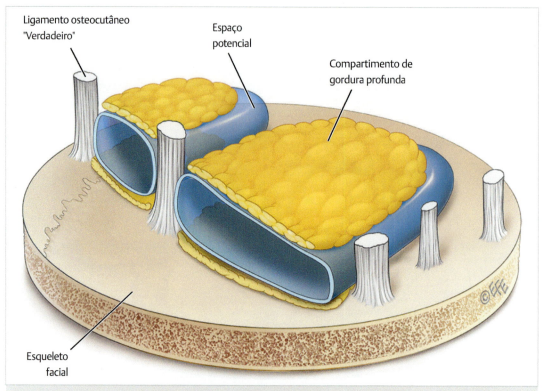

Fig. 1.5 Ilustração anatômica com analogia de "camada de bolo" demonstrando a camada 4 da face, também conhecida como "plano subSMAS", que contém os compartimentos de gordura profunda da face, a origem dos ligamentos de retenção osteocutâneos e os espaços potenciais de deslizamento da face. © Dr. Levent Efe, CMI.

1.3 O SMAS como um "Medidor de Profundidade"

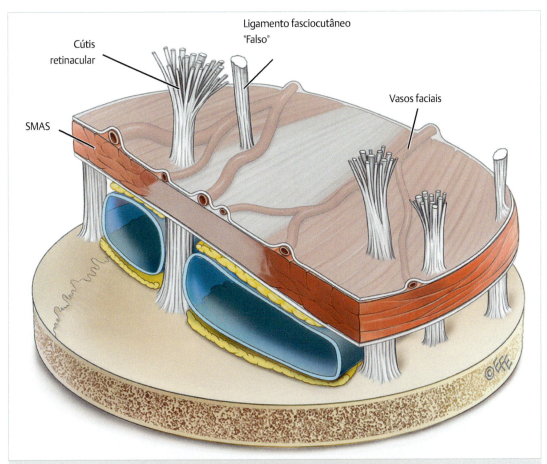

Fig. 1.6 Ilustração anatômica com analogia de "camada de bolo" demonstrando a camada 3 da face, também conhecida como "plano SMAS", que contém os músculos da animação facial, bem como a vasculatura arterial da face em determinados locais. SMAS, sistema musculoaponeurótico superficial. © Dr. Levent Efe, CMI.

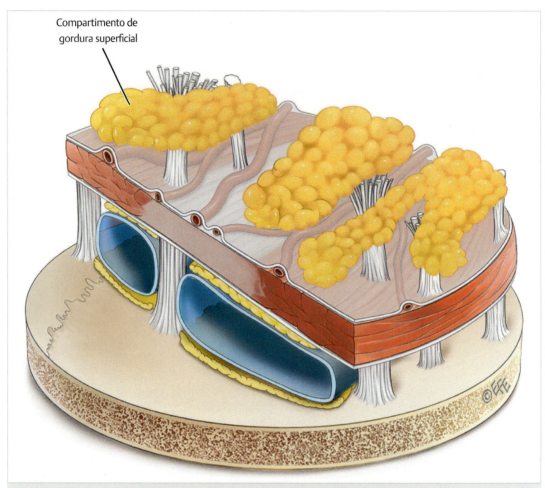

Fig. 1.7 Ilustração anatômica com analogia de "camada de bolo" demonstrando a camada 2 da face contendo os compartimentos de gordura superficial e a cútis retinacular ramificada dos ligamentos de retenção osteocutâneos. © Dr. Levent Efe, CMI.

1.3 O SMAS como um "Medidor de Profundidade"

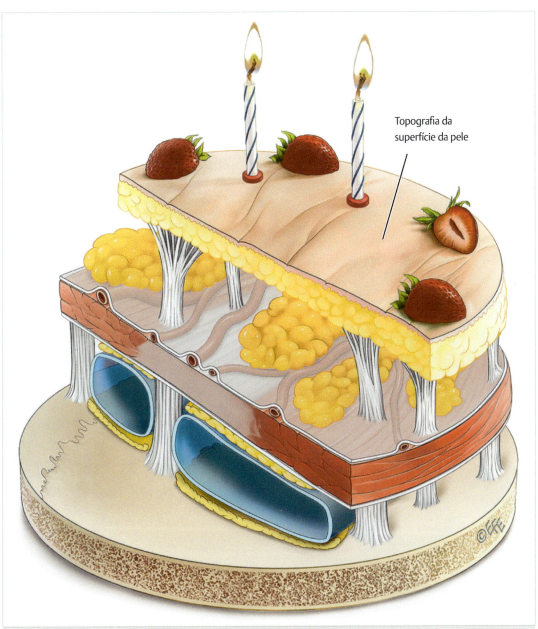

Fig. 1.8 Ilustração anatômica com analogia de "camada de bolo" demonstrando a camada 1 da face, que contém a pele e a topografia de superfície associada que resulta das inserções cutâneas dos ligamentos de retenção osteocutâneos (ou seja, junção da pálpebra com a bochecha e sulco nasojugal), bem como outras alterações de sombreamento e contorno resultantes do envelhecimento da anatomia e das alterações do formato facial. © Dr. Levent Efe, CMI.

Esses conceitos anatômicos podem ser aplicados às várias subunidades estéticas da face e ajudar o injetor a navegar pelos alvos desejados e evitar zonas de perigo em potencial durante a injeção clínica.

Leituras Sugeridas

Lamb J, Surek C. Facial Volumization: An Anatomic Approach. 1st ed. New York, NY: Thieme Medical Publishers; 2017

Mendelson B, Wong CH. Anatomy of the aging face. In: Neligan PC, ed. Plastic Surgery. Philadelphia, PA: Elsevier; 2013:78-92

Pessa J, Rohrich R. Facial Topography: Clinical Anatomy of the Face. St. Louis, MO: Quality Medical Publishing; 2012

Surek C. Facial Anatomy for Filler Injection: The Superficial Musculoaponeurotic System (SMAS) Is Not Just for Facelifting.Clin Plast Surg. 2019;46(4):603-612

Walker L, Cetto R. Facial Ageing and Injection Anatomy. 1st ed. UK Book Publishing; 2021

Capítulo 2

Anatomia em Camadas da Parte Superior da Face

2.1	Têmporas	15
2.2	Glabela	17
2.3	Anatomia e Técnica de Ultrassom para as Têmporas	19
2.4	Planos de Injeção nas Têmporas	27
2.5	Ultrassom da Testa e da Glabela	30

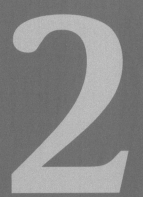

2 Anatomia em Camadas da Parte Superior da Face

Resumo

A parte superior da face contém as têmporas, a testa e a glabela. Com a idade, a fossa temporal é visualizada devido à alteração e atrofia do tecido mole. A técnica de injeção para volumização das têmporas pode ser realizada em vários locais. A vasculatura glabelar comunica-se intimamente com a vasculatura oftálmica. Uma compreensão abrangente da vasculatura facial superior é fundamental para o injetor facial. Este capítulo descreverá as camadas tridimensionais das têmporas, delineando possíveis alvos para procedimentos de injeção, bem como a anatomia vascular das regiões das têmporas e glabela. As descrições anatômicas são complementadas por imagens detalhadas de ultrassom e pérolas técnicas para a obtenção de imagens da anatomia da parte superior da face.

Palavras-chave: Fáscia temporal superficial, fáscia temporal profunda, septo temporal superior, septo temporal inferior, coxim adiposo temporal intermediária, compartimento de gordura temporal superficial, artéria temporal superficial, artéria supratroclear, artéria supraorbital, espaço temporal superior, plano interfascial

2.1 Têmporas

As camadas da têmpora são complexas. Uma abordagem em vários níveis é frequentemente necessária ao realizar procedimentos de volumização das têmporas. A cavidade óssea das têmporas torna-se invisível com a idade. Há uma alteração óssea mínima na fossa temporal com a idade. A atrofia do tecido mole do músculo temporal e do coxim adiposo temporal intermediário revela o vale ósseo anteroinferior da fossa da têmpora com o passar do tempo.

Neste capítulo, descreveremos a têmpora camada por camada, da mais profunda à mais superficial. A fossa da têmpora é composta pelos ossos parietal, temporal, frontal e esfenoidal. A primeira camada da têmpora é a extensão temporal do coxim adiposo bucal. Em seguida, está o músculo temporal, que é coberto pela camada profunda da fáscia temporal profunda (D-DTF). As artérias temporais profundas e médias percorrem a superfície profunda do músculo temporal e formam uma rede arterial robusta. As artérias temporais profundas anteriores são 1,5 a 2 cm laterais à borda orbital lateral; portanto, recomenda-se injeções supraperiosteais profundas dentro de 1 cm da borda orbital lateral para evitar as artérias temporais profundas que têm conexões com a vasculatura oftálmica.

A D-DTF é uma continuação do periósteo do osso frontal (▶ Fig. 2.1, ▶ Fig. 2.2).

A fáscia temporal profunda (DTF) divide-se em uma camada profunda (D-DTF) e uma camada superficial (S-DTF) que envolve o coxim adiposo temporal intermediário. Isso foi descrito como um alvo em potencial para a volumização. Entretanto, o coxim adiposo geralmente contém um ramo da veia temporal média. Recomenda-se acessar esse coxim adiposo por meio de orientação visual direta apenas com ultrassom para garantir a precisão e evitar sequelas vasculares. A veia temporal média corre 20 mm acima do arco zigomático e une-se à veia temporal superficial acima do nível do arco (▶ Fig. 2.3, ▶ Fig. 2.4).

> **Ponto-Chave**
>
> Os músculos da mastigação (masseter e temporal) têm uma origem embriológica diferente dos músculos da expressão facial. Portanto, o masseter e o temporal são cobertos pela fáscia facial profunda, enquanto os músculos da expressão facial (músculos miméticos) são comumente investidos na fáscia facial superficial, também conhecida como sistema musculoaponeurótico superficial (SMAS).

A próxima camada é um espaço potencial de deslizamento aberto chamado de espaço temporal superior, também conhecido como plano interfascial. Esse espaço potencial é delimitado superior e inferiormente por septos fasciais. Esses septos vão da DTF até a fáscia temporal superficial (STF), que é a continuação do SMAS na têmpora. O limite superior é o septo temporal superior (STS). Esse STS corre ao longo da crista temporal óssea, que pode ser facilmente palpada durante a avaliação clínica. O limite inferior é o septo temporal inferior (ITS). Clinicamente, ele pode ser marcado na superfície da pele usando uma linha oblíqua da borda orbital lateral superior até a raiz da hélice. O ITS é um ponto de referência importante, pois frequentemente estabiliza ramos do ramo frontal do nervo facial, bem como ramos arteriais anteriores da artéria temporal superficial (STA) (▶ Fig. 2.5, ▶ Fig. 2.6).

A próxima camada após o espaço temporal superior (também conhecido como plano interfascial) é a STF, que é sinônimo de SMAS. Foi demonstrado que os ramos arteriais da STA frequentemente se deslocam dentro dos limites do SMAS. Essa é uma importante pérola clínica do injetor ao determinar os alvos de

15

Anatomia em Camadas da Parte Superior da Face

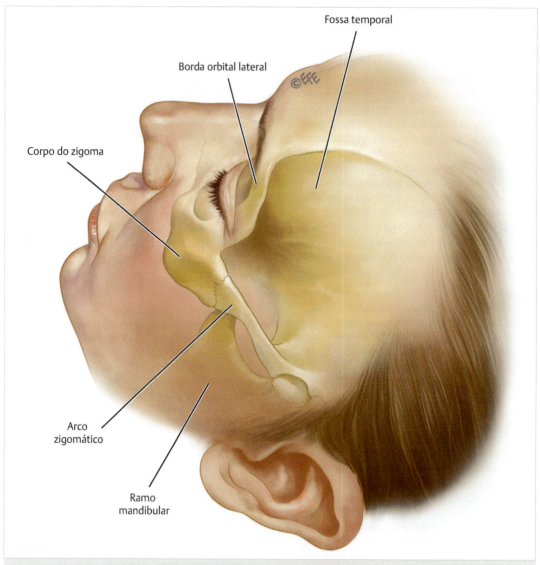

Fig. 2.1 Ilustração anatômica da fossa temporal. Essa fossa é camuflada pela plenitude do tecido mole no rosto jovem, mas torna-se mais perceptível com a idade, à medida que ocorrem alterações e atrofia do tecido mole. © Dr. Levent Efe, CMI.

volumização na têmpora. Quando a STA atinge a crista temporal, ela segue superficialmente e comumente se anastomosa com ramos arteriais supraorbitais, criando uma conexão vascular entre a têmpora e a vasculatura oftálmica. Superficialmente ao SMAS está o compartimento de gordura temporal superficial. Esse compartimento é propenso à atrofia com o envelhecimento. Esse compartimento pode servir como um bom alvo para procedimentos de volumização, muitas vezes resultando em uma mudança direta de 1:1 na topografia da superfície após a injeção (▶ Fig. 2.7, ▶ Fig. 2.8).

Ponto-Chave

O ramo anterior da STA geralmente se desloca muito próximo ao ITS; portanto, é preciso ter cuidado ao injetar perto dessa região. Além disso, a STA e seus ramos geralmente se deslocam dentro do SMAS. Portanto, recomenda-se permanecer superficial ou profundamente ao SMAS durante as injeções para evitar a interação com a vasculatura dentro do SMAS.

2.2 Glabela

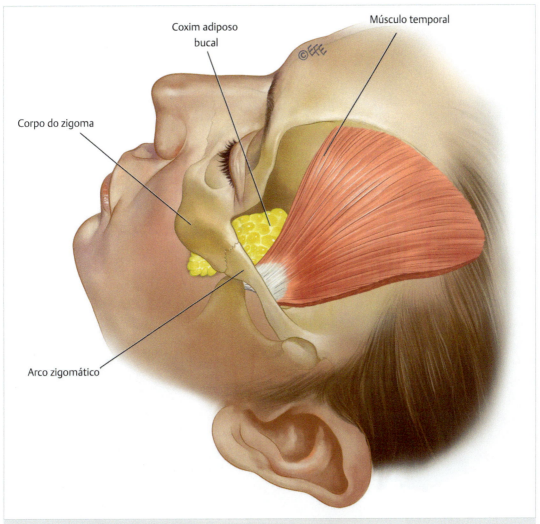

Fig. 2.2 Ilustração anatômica do músculo temporal (ou seja, músculo da mastigação) e extensão temporal do coxim adiposo bucal. © Dr. Levent Efe, CMI.

A camada final da têmpora é a pele. Lembre-se de que a atrofia dos tecidos moles e o afinamento da pele podem dificultar as injeções superficiais; portanto, deve-se prestar atenção para garantir que o injetor fique acima ou abaixo e não dentro do SMAS durante a injeção clínica.

2.2 Glabela

A glabela é composta por vários músculos depressores da sobrancelha, incluindo o músculo prócero, os músculos corrugadores, os músculos depressores do supercílio e os músculos orbiculares do olho. O feixe neurovascular supratroclear está localizado a aproximadamente 1,7 a 2,2 cm da linha média, passando através ou superficialmente ao músculo corrugador. A artéria desloca-se dentro do sulco glabelar em 50% dos casos ou dentro de 3 mm lateral ao sulco nos outros 50%. O feixe percorre superiormente o periósteo no terço inferior da testa (1,5 a 2,5 cm acima da borda orbital superior), depois sobe para o músculo frontal no terço médio da testa e, por fim, segue subcutaneamente no terço superior da testa.

Anatomia em Camadas da Parte Superior da Face

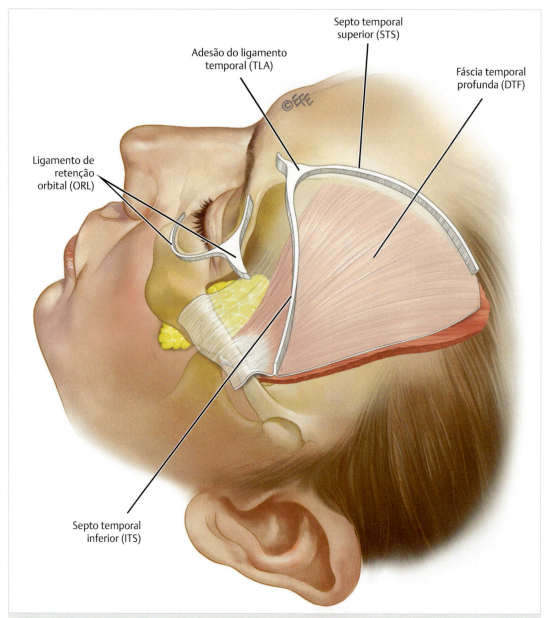

Fig. 2.3 Ilustração anatômica da fáscia temporal profunda cobrindo o músculo temporal, que é uma continuação do periósteo do osso frontal. Os septos temporais superior e inferior atravessam da fáscia temporal profunda para a fáscia temporal superficial e coalescem na adesão ligamentar temporal (TLA) localizada na borda orbital lateral superior. © Dr. Levent Efe, CMI.

O feixe neurovascular supraorbital está localizado a aproximadamente 2,5 cm da linha média e segue um caminho de profundidade semelhante ao do feixe neurovascular supratroclear. Subcutaneamente na linha média em 65% dos casos, a artéria central surge da artéria nasal dorsal e a artéria paracentral surge da artéria angular, formando uma rede anastomótica na região glabelar. Em geral, a vasculatura glabelar tem várias conexões diretas com a vasculatura oftálmica. A glabela é o segundo local mais comum de comprometimento da visão por injeção de preenchimento (▶ Fig. 2.9).

2.3 Anatomia e Técnica de Ultrassom para as Têmporas

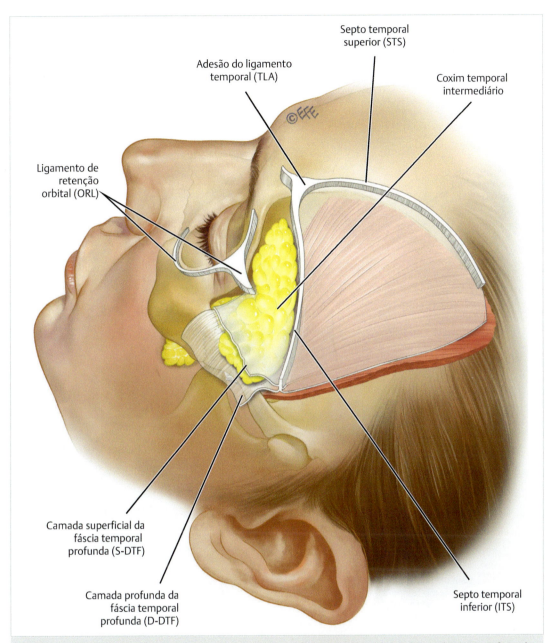

Fig. 2.4 Ilustração anatômica do coxim adiposo temporal intermediário que está localizado sobre o vale anterior-inferior da fossa temporal e é envolvido pela camada superficial da fáscia temporal profunda (S-DTF) e pela camada profunda da fáscia temporal profunda (D-DTF). © Dr. Levent Efe, CMI.

2.3 Anatomia e Técnica de Ultrassom para as Têmporas

A obtenção de imagens da região das têmporas é essencial para colocar o preenchedor com precisão no plano correto de injeção e para avaliar o preenchedor e as complicações. Uma sonda de 18 ou 20 MHz é adequada para a obtenção de imagens de toda a anatomia, com exceção das artérias temporais profundas. Embora algumas artérias temporais profundas possam

Anatomia em Camadas da Parte Superior da Face

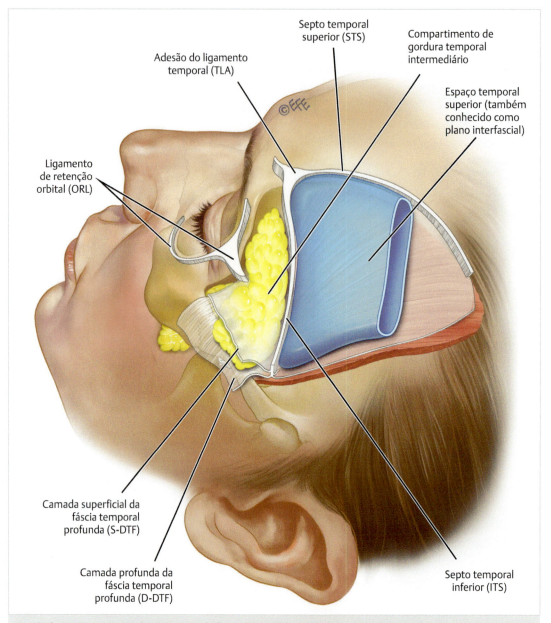

Fig. 2.5 Ilustração anatômica do espaço temporal superior (também conhecido como plano interfascial) que está localizado entre a fáscia temporal profunda e a fáscia temporal superficial (STF). © Dr. Levent Efe, CMI.

ser visualizadas com as sondas de frequência mais alta, a sonda de 12 MHz é capaz de fazer isso de forma mais consistente.

Há três posições da sonda que são rotineiramente eficazes na têmpora. Uma sonda vertical pode visualizar uma seção transversal do ramo anterior da STA e todas as camadas da têmpora. Uma sonda horizontal é útil para avaliar o curso do ramo anterior da STA e as várias camadas da têmpora, incluindo uma seção transversal das artérias temporais profundas. Quanto mais alta for a sonda, menor será a probabilidade de ver o coxim adiposo temporal intermediário. Uma outra posição favorita do autor (S.W.) é uma posição vertical ligeiramente inclinada da sonda, que fica paralela à borda orbital superior-lateral. Isso permite uma visão do curso das artérias temporais profundas (▶ Fig. 2.10).

2.3 Anatomia e Técnica de Ultrassom para as Têmporas

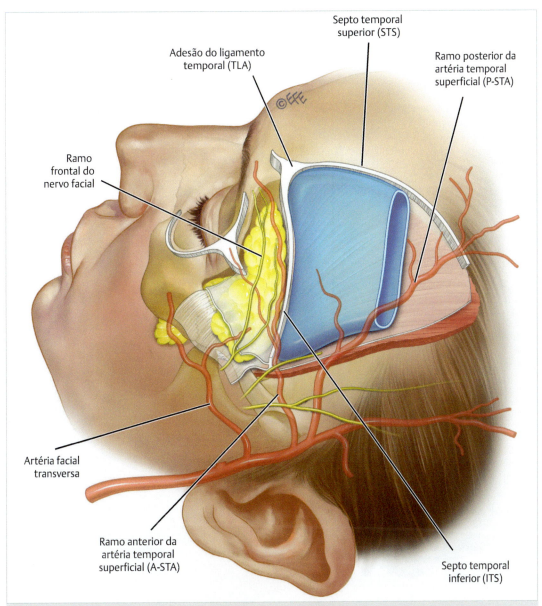

Fig. 2.6 Ilustração anatômica da artéria temporal superficial (STA) e do ramo frontal do nervo facial. Observe que o ramo anterior da STA e os ramos do ramo frontal do nervo facial estão próximos ao septo temporal inferior. Uma relação importante a ser observada na região das têmporas. © Dr. Levent Efe, CMI.

O mapeamento da têmpora não deve ser um processo demorado. Para injeções supraperiosteais profundas, uma marca deve ser colocada no local pretendido para a injeção. O ultrassom dessa área deve ser realizado para avaliar se a artéria temporal profunda é encontrada no periósteo diretamente abaixo desse ponto. Se não for encontrada nenhuma, a injeção é considerada "segura" e o protocolo padrão de injeção no periósteo deve ser realizado. Esse é considerado um mapeamento "seguro".

Para mapear o ramo anterior da STA, uma sonda deve ser colocada no ITS ou próximo a ele. Verifica-se que a artéria está dentro ou próxima a esse septo em mais de 80% das vezes. Esse septo fica entre

Anatomia em Camadas da Parte Superior da Face

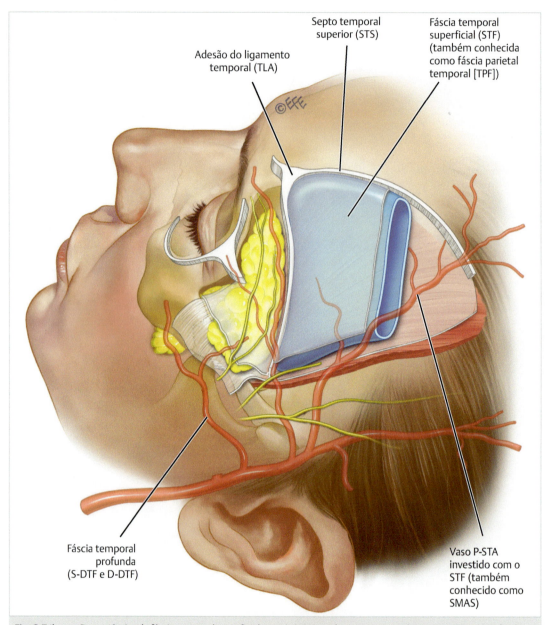

Fig. 2.7 Ilustração anatômica da fáscia temporal superficial, que é sinônimo de sistema musculoaponeurótico superficial (SMAS). Os ramos da artéria temporal superficial geralmente correm dentro da fáscia temporal superficial (STF). © Dr. Levent Efe, CMI.

a borda orbital superior e a raiz da hélice. A artéria será encontrada na camada SMAS, mas pode ser extremamente tortuosa, fazendo com que algumas porções, mas não a totalidade do vaso, sejam visualizadas em alguns pacientes. Em 37% dos pacientes, a STA posterior é dominante, tornando o ramo anterior "insignificante".

A técnica de injeção no plano interfascial é eficaz para dar volume às têmporas. A confirmação do plano com ultrassom deve ser considerada para aumentar a

2.3 Anatomia e Técnica de Ultrassom para as Têmporas

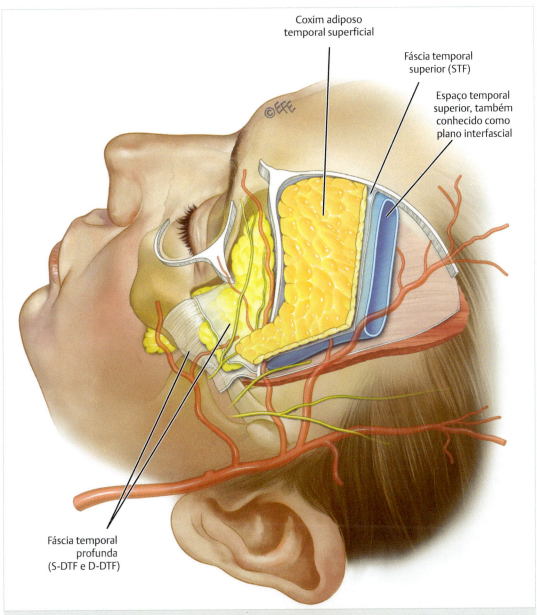

Fig. 2.8 Ilustração anatômica do coxim adiposo temporal superficial localizado superficialmente à fáscia temporal superficial (STF) e diretamente abaixo da derme da pele da têmpora. © Dr. Levent Efe, CMI.

segurança do paciente. Se for difícil determinar a posição da cânula com o ultrassom, uma pequena injeção (0,3 cc) de solução salina pode ser realizada para confirmar a localização e expandir o plano interfascial.

Nesta visualização de ultrassom da têmpora, a sonda de 18 MHz é colocada verticalmente.

Há dez camadas visíveis (▶ Fig. 2.11, ▶ Fig. 2.12, ▶ Fig. 2.13, ▶ Fig. 2.14, ▶ Fig. 2.15, ▶ Fig. 2.16, ▶ Fig. 2.17, ▶ Fig. 2.18, ▶ Fig. 2.19, ▶ Fig. 2.20):
1. Pele (epiderme + derme) – cinza.
2. Coxim de gordura superficial (gordura temporal lateral) – dourada.

Anatomia em Camadas da Parte Superior da Face

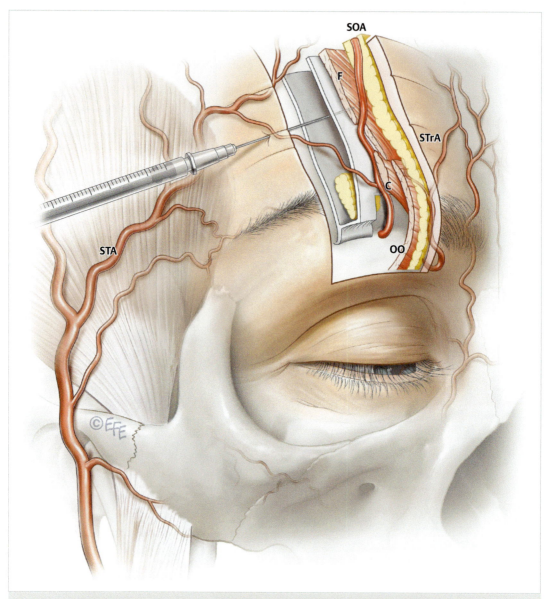

Fig. 2.9 Ilustração anatômica da conexão entre a artéria temporal superficial (STA), a artéria supraorbital (SOA) e a artéria supratroclear (STrA) que se comunicam com a vasculatura oftálmica. Ao tentar a injeção de preenchedor de tecido mole na testa, o plano preferido é o subgaleal abaixo dos músculos *frontalis* (F), corrugador (C) e orbicular do olho (OO) e no terço médio ou superior da testa para evitar os vasos SOA e STrA que se encontram no periósteo do osso frontal. © Dr. Levent Efe, CMI.

3. SMAS/STF/Fáscia temporoparietal – azul.
4. STA (ramos anterior e posterior dentro do SMAS) – vermelho.
5. Plano interfascial/fáscia inominada – amarelo.
6. DTF – azul claro.
7. S-DTF – violeta.
8. Coxim adiposo temporal intermediário – verde.
9. D-DTF – marrom.
10. Músculo temporal – roxo.
11. Osso temporal – rosa.

2.3 Anatomia e Técnica de Ultrassom para as Têmporas

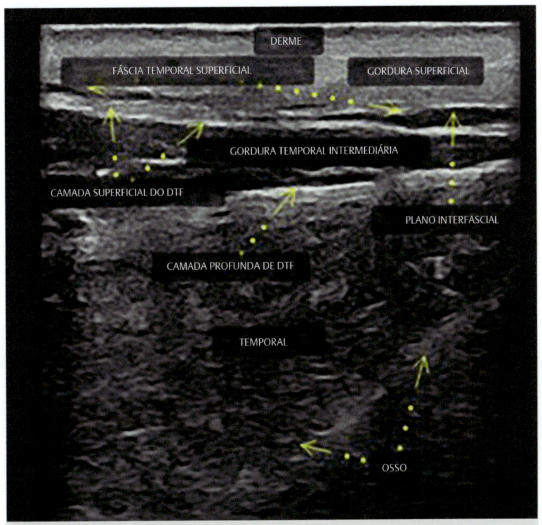

Fig. 2.10 Imagem obtida com uma sonda portátil de 20 MHz. Observe as duas camadas da fáscia temporal profunda envolvendo o coxim adiposo temporal intermediário. Observe também o plano interfascial entre a fáscia temporal superficial e a camada superficial da fáscia temporal profunda. (DTF = fáscia temporal profunda).

Anatomia em Camadas da Parte Superior da Face

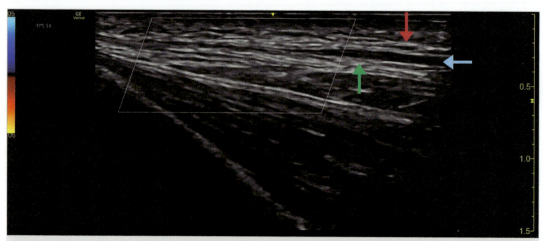

Fig. 2.11 Imagem obtida com uma sonda vertical de 18 MHz. O plano interfascial é um espaço potencial e nem sempre é bem-visualizado no ultrassom antes da colocação do preenchimento. Entretanto, na imagem, esse espaço é facilmente visto (seta azul). O sistema musculoaponeurótico superficial (SMAS) é mostrado com uma seta vermelha; a camada superficial da fáscia temporal profunda é mostrada com uma seta verde.

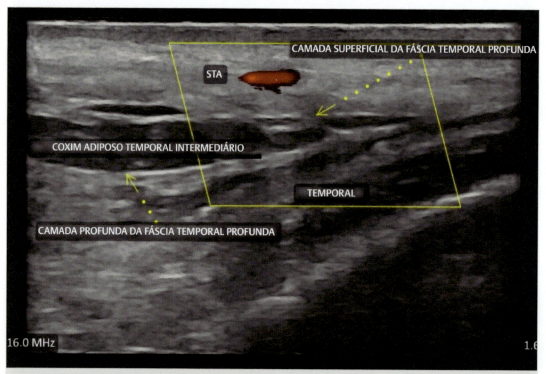

Fig. 2.12 Imagem duplex colorida usando uma sonda vertical portátil de 20 MHz. Todas as camadas observadas anteriormente podem ser vistas nessa imagem. Observe as diferenças na ecogenicidade da gordura superficial (coxim adiposo temporal superficial) e do coxim adiposo temporal intermediário, que podem ser atribuídas a diferenças no conteúdo fibroso (colágeno). A camada do sistema musculoaponeurótico superficial (SMAS) (que contém a artéria temporal superficial [STA]) é menos robusta do que a fáscia temporal profunda e, portanto, é menos facilmente vista como uma camada definida em alguns pacientes.

2.4 Planos de Injeção nas Têmporas

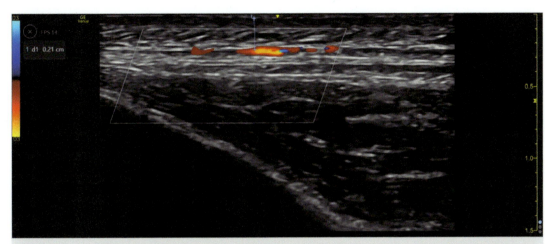

Fig. 2.13 Imagem de Doppler colorido usando uma sonda horizontal de 18 MHz mostrando o ramo anterior da artéria temporal superficial. Ela se encontra dentro da camada do sistema musculoaponeurótico superficial (SMAS) e geralmente é muito tortuosa, dificultando a visualização de toda a sua extensão na maioria dos casos. É uma artéria de alto fluxo; portanto, a escala de velocidade pode precisar ser ajustada em um nível mais alto para evitar a irregularidade de cor, e o ganho de cor geralmente é definido como relativamente baixo. Em 37% dos pacientes, o ramo posterior é dominante, e o ramo anterior é insignificante. Em mais de 80% dos pacientes, o ramo anterior da artéria temporal superficial percorrerá o septo temporal inferior, que vai da borda orbital superior até a raiz da hélice.

2.4 Planos de Injeção nas Têmporas

Há três planos usados rotineiramente para injeções temporais.

2.4.1 Primeiro Plano de Injeção

O coxim adiposo temporal superficial fica acima do SMAS (ou seja, compartimento de gordura temporal superficial) e proporciona o maior deslocamento de tecido por volume injetado. O método mais seguro de injeção é usar uma cânula. O preenchimento visível e palpável pode ser uma desvantagem para essa camada de injeção. A reconstituição do preenchimento pode diminuir a palpabilidade e a visibilidade do produto injetado nesse plano de tecido.

2.4.2 Segundo Plano de Injeção

O plano interfascial é outra opção confiável porque proporciona uma volumização bastante robusta com menos risco de preenchimento visível do que a camada de injeção superficial. Ele fica abaixo do SMAS/STA; entretanto, a veia sentinela fica nessa camada. O rompimento da veia pode resultar em um hematoma se não for reconhecido rapidamente e, muito raramente, é possível ocorrer uma embolia pulmonar. Essa injeção é mais segura se for realizada com cânulas.

2.4.3 Terceiro Plano de Injeção

A injeção profunda no osso, técnica ponto a ponto ou *bolus*, é a injeção profunda mais popular para as têmporas. Ela deve ser realizada com uma agulha devido à necessidade de perfurar o espesso DTF (que é uma continuação do periósteo do osso frontal). Suas desvantagens são os perigos da injeção intra-arterial da artéria temporal profunda (possibilidade de cegueira ou oclusão), o movimento do preenchedor em todo o temporal ao longo do tempo devido à mastigação e à fala, e a necessidade de um volume maior de preenchedor para obter resultados clínicos semelhantes aos dos outros planos de injeção em relação às alterações da topografia da superfície.

Em um artigo de Casabona *et al.*, as três técnicas citadas foram comparadas.

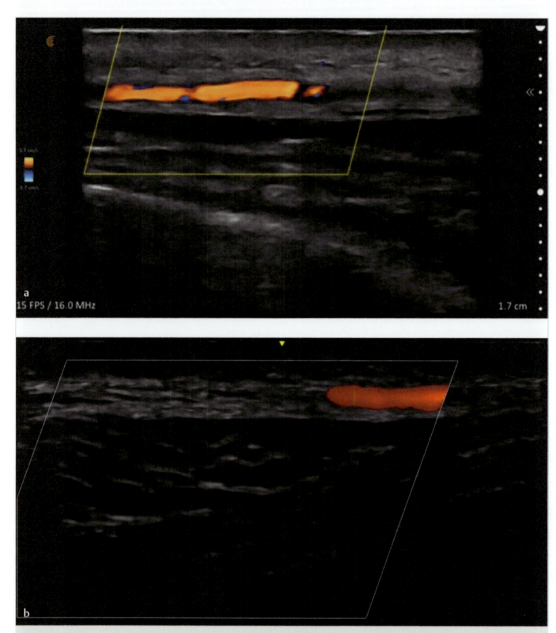

Fig. 2.14 (a) Imagem duplex colorida usando uma sonda portátil de 20 MHz na posição horizontal. Observe a posição do ramo anterior da artéria temporal superficial logo abaixo do compartimento de gordura temporal superficial na camada do sistema musculoaponeurótico superficial (SMAS) (também conhecido como fáscia temporal superficial). (b) Sonda de 12 MHz na posição horizontal mostrando a artéria temporal superficial na camada do SMAS ou da fáscia temporal superficial.

2.4 Planos de Injeção nas Têmporas

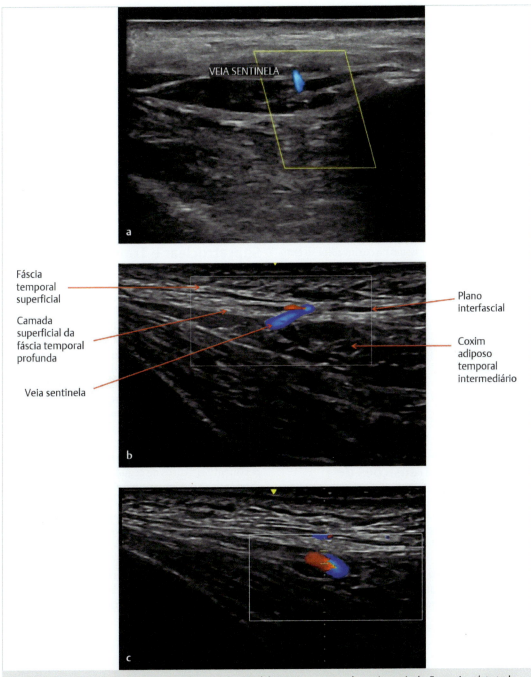

Fig. 2.15 (a) Imagem obtida com uma sonda portátil vertical de 20 MHz mostrando a veia sentinela. Essa veia coleta todo o fluxo venoso superficial perfurando a camada superficial da fáscia temporal profunda e deságua na veia temporal média dentro do coxim adiposo temporal intermediário. Trata-se de um sistema de baixo fluxo, e essa veia pode facilmente sofrer tamponamento com pressão excessiva da sonda. (b, c) Imagens obtidas com uma sonda de 18 MHz em posição vertical na têmpora mostrando a veia sentinela perfurando a camada superficial da fáscia temporal profunda para entrar no coxim adiposo temporal intermediário (imagem superior). A imagem inferior mostra a veia temporal média dentro da gordura temporal intermediária confirmada pelo *Doppler* espectral. A veia sentinela alimenta a veia temporal média que, por sua vez, alimenta a veia jugular interna.

Anatomia em Camadas da Parte Superior da Face

> **Ponto-Chave**
>
> A técnica de injeção profunda no osso teve a maior influência na melhora do volume temporal (25,0%), da crista temporal (33,3%) e da visibilidade da borda orbital lateral (31,0%), mas não teve efeitos em outras regiões faciais. A técnica de injeção interfascial revelou bons efeitos na melhora da cavidade temporal (23,3%), mas teve um efeito ainda maior nos pés de galinha (26,8%) e na posição da sobrancelha (33,3%). A técnica de injeção subdérmica teve seus maiores efeitos na parte inferior da face, melhorando o contorno da linha da mandíbula (26,8%), seguida pela melhora da escala de plenitude da bochecha inferior (14,3%).

Quando o efeito geral foi analisado, a injeção no plano interfascial gerou a maior mudança no rosto, e a injeção subdérmica (almofada de gordura superficial) gerou a menor mudança.

Um quarto plano de injeção foi proposto e recentemente descrito pelo Dr. Chris Surek. Ele envolve injeções guiadas por ultrassom no coxim adiposo temporal intermediário. É necessário ter experiência com ultrassom para evitar a injeção direta na veia temporal média (embolia pulmonar e morte são complicações raras). Esse parece ser um alvo lógico de injeção para repor o volume perdido devido à perda de gordura causada pelo envelhecimento (▶ Fig. 2.21, ▶ Fig. 2.22, ▶ Fig. 2.23, ▶ Fig. 2.24, ▶ Fig. 2.25, ▶ Fig. 2.26).

2.5 Ultrassom da Testa e da Glabela

2.5.1 Anatomia da Artéria Supraorbital e Transições de Profundidade

A artéria supraorbital é um ramo da artéria oftálmica que sai por um entalhe ou forame supraorbital a cerca de 2,4 cm da linha média. Ela corre superiormente ao longo do periósteo do osso frontal nos primeiros 13-14 mm da testa. Nesse ponto, faz a transição para um plano mais superficial, primeiro intermuscular e no plano subcutâneo. Frequentemente, há comunicações entre o ramo anterior da artéria temporal superficial e a artéria supratroclear (▶ Fig. 2.27, ▶ Fig. 2.28, ▶ Fig. 2.29, ▶ Fig. 2.30).

2.5.2 Anatomia da Artéria Supratroclear e Transições de Profundidade

A artéria supratroclear é um ramo terminal da artéria oftálmica e sai por um forame ou entalhe de aproximadamente 1,4 cm lateral à linha média. À medida que atravessa a borda orbital superior, ela se situa profundamente ao supercílio corrugador. Perfurará o corrugador e se aprofundará até o orbicular do olho e, em seguida, o *frontalis* ao longo do periósteo. A uma distância de 14 mm acima da borda orbital, a artéria faz uma transição mais superficial, inicialmente intramuscular e depois no plano subcutâneo. A artéria supratroclear é a artéria mais direta que pode se comunicar com a artéria oftálmica, o que é pertinente em casos de cegueira associada ao preenchimento. O menor volume da STA da borda orbital para a artéria oftálmica é de 0,04 mL em um estudo de 12 artérias. Isso fez com que muitos recomendassem que os *bolus* próximos ao olho fossem menores que 0,025 mL. (▶ Fig. 2.31, ▶ Fig. 2.32, ▶ Fig. 2.33, ▶ Fig. 2.34, ▶ Fig. 2.35)

Há comunicações da artéria supratroclear com a supratroclear do lado oposto, bem como com o ramo supraorbital e anterior da artéria temporal superficial.

2.5 Ultrassom da Testa e da Glabela

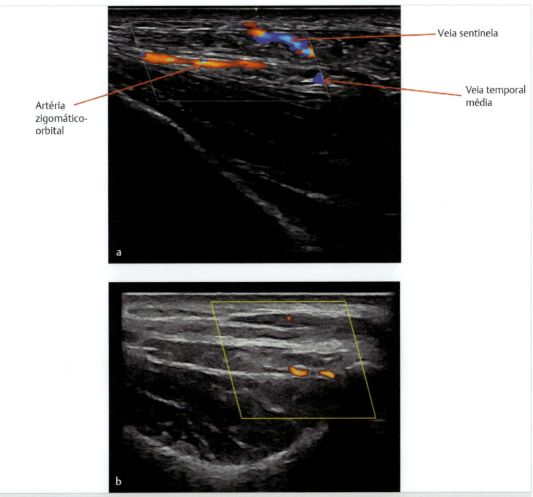

Fig. 2.16 (**a**) Esta imagem duplex colorida foi obtida com uma sonda vertical de 18 MHz. A veia sentinela é vista indo da gordura superficial até esvaziar-se na veia temporal média, que fica dentro do coxim adiposo temporal intermediário. A artéria zigomático-orbital é encontrada logo abaixo da camada superficial da fáscia temporal profunda. Sua posição é altamente variável e pode ser encontrada no plano interfascial. Há casos documentados de embolia pulmonar e morte relacionados com a injeção de preenchimento na veia temporal média. (**b**) Sonda portátil de 20 MHz na posição horizontal mostrando uma artéria zigomático-orbital profunda situada na gordura temporal intermediária e perfurando a camada profunda da fáscia temporal profunda.

Anatomia em Camadas da Parte Superior da Face

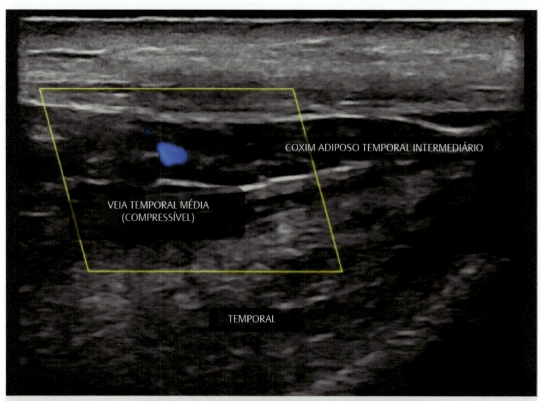

Fig. 2.17 Imagem obtida com uma sonda vertical de 20 MHz mostrando a veia temporal média dentro do coxim adiposo temporal intermediário. Esse vaso é compressível, confirmando que se trata de uma veia.

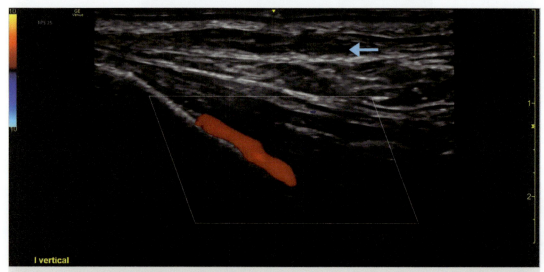

Fig. 2.18 Imagem de Doppler colorido obtida em uma posição ligeiramente fora da vertical, paralela à borda orbital, usando uma sonda de 12 MHz. Há duas artérias temporais profundas (anterior e posterior) que correm ao longo do osso temporal em uma posição vertical. O padrão de ramificação e a posição são altamente variáveis, e não há um local seguro para a injeção periosteal profunda. Essas artérias se originam da artéria maxilar interna e, portanto, comunicam-se com o sistema carotídeo interno. Para visualizar as artérias temporais profundas (anterior e posterior), às vezes, é recomendada uma sonda de 12 MHz em vez de uma sonda de 18 ou 20 MHz. O preenchimento de ácido hialurônico (HA) também é encontrado no plano interfascial (seta azul).

2.5 Ultrassom da Testa e da Glabela

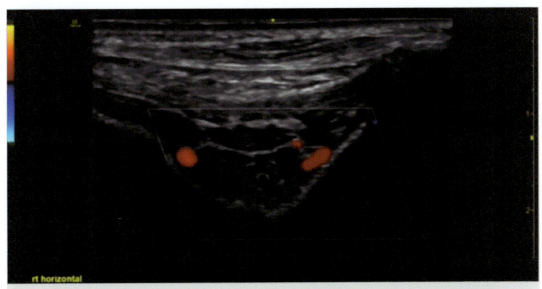

Fig. 2.19 Imagem de Doppler colorido obtida com uma sonda horizontal de 12 MHz. As artérias temporais profundas anterior e posterior são visualizadas situadas profundamente na fossa temporal, vistas em seção transversal.

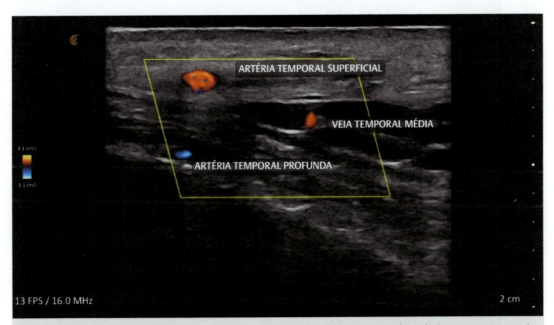

Fig. 2.20 Imagem de Doppler colorido obtida com uma sonda vertical de 20 MHz mostrando a relação entre o ramo anterior da artéria temporal superficial (STA), a veia temporal média e o ramo anterior da artéria temporal profunda.

Anatomia em Camadas da Parte Superior da Face

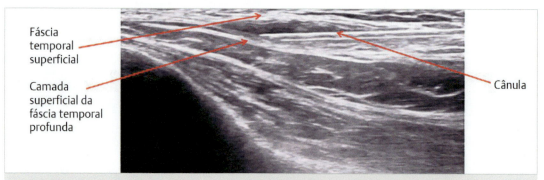

Fig. 2.21 Sonda vertical de 20 MHz mostrando uma microcânula injetando preenchimento no plano interfascial. O preenchimento de HA anecoico é visto próximo à ponta da cânula.

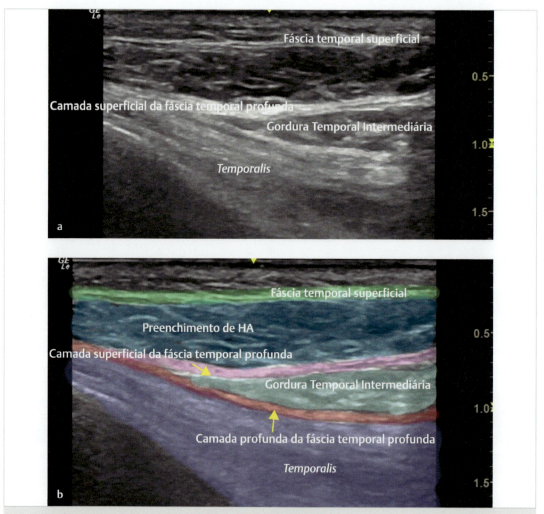

Fig. 2.22 (a, b) Imagem obtida com uma sonda de 18 MHz na posição vertical após a injeção de ácido hialurônico no plano interfascial. O preenchimento está localizado entre o sistema musculoaponeurótico superficial (SMAS) (fáscia temporal superficial) e a camada superficial da fáscia temporal profunda. O preenchimento com ácido hialurônico (HA) no plano interfascial pode criar uma mudança significativa no volume da têmpora.

2.5 Ultrassom da Testa e da Glabela

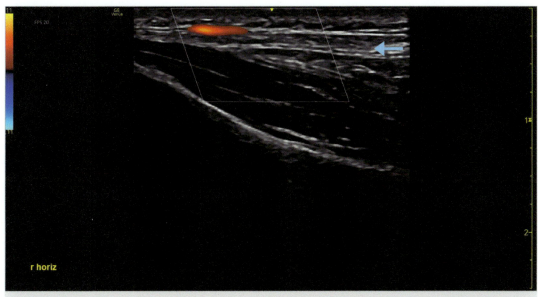

Fig. 2.23 Imagem duplex colorida obtida com uma sonda horizontal de 18 MHz mostrando o ramo anterior da fáscia temporal superficial na camada do sistema musculoaponeurótico superficial (SMAS) com preenchimento de ácido hialurônico dentro do plano interfascial (seta azul). Observe a clara distinção entre o SMAS e a camada superficial da fáscia temporal profunda.

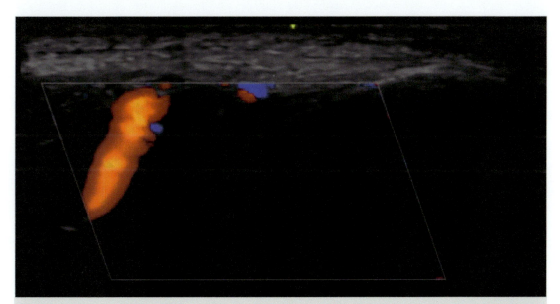

Fig. 2.24 Sonda de 12 MHz mostrando a artéria zigomaticotemporal. Essa artéria é diferente da artéria temporal profunda porque não se encontra ao longo do osso temporal, mas se comunica com ele. Ela se origina da artéria lacrimal e sai do forame zigomaticotemporal na superfície posterior do osso zigomático.

Anatomia em Camadas da Parte Superior da Face

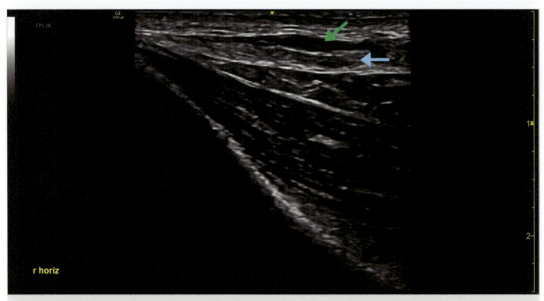

Fig. 2.25 Imagem obtida com uma sonda de 18 MHz na posição vertical. O preenchimento de ácido hialurônico (HA) está dentro do sistema musculoaponeurótico superficial (SMAS) (seta verde). Postula-se que um preenchedor em uma camada fascial corre mais risco de formar nódulos ou granulomas. O plano interfascial é mostrado com a seta azul.

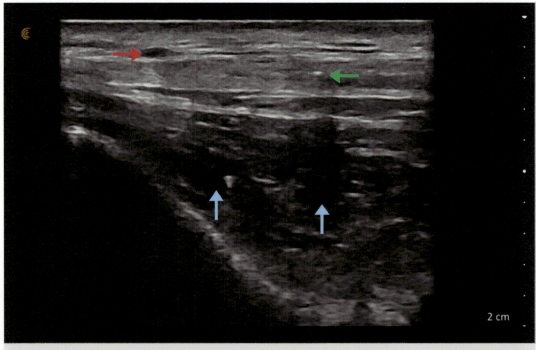

Fig. 2.26 Imagem obtida usando uma sonda portátil de 20 MHz na posição vertical, imediatamente após a injeção de ácido hialurônico (HA) no periósteo da têmpora (setas azuis) e injeção no plano interfascial de ácido poli-l-láctico (PLLA) (seta verde). Observe que o HA se espalha dentro do músculo temporal. Observe também a seção transversal do ramo anterior da artéria temporal superficial na parte superior esquerda da imagem com a camada do sistema musculoaponeurótico superficial (SMAS) (seta vermelha).

2.5 Ultrassom da Testa e da Glabela

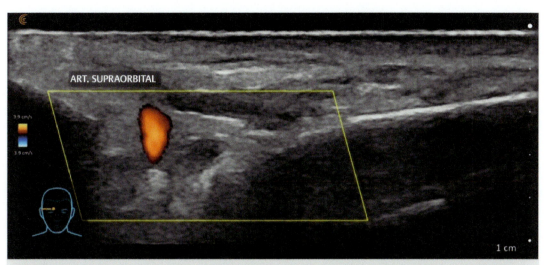

Fig. 2.27 Imagem obtida com uma sonda de 20 MHz na posição horizontal. A artéria supraorbital é vista saindo do entalhe supraorbital. Ela se encontra profundamente nessa posição e pode ser um único vaso ou vários vasos. Tem uma velocidade de fluxo média.

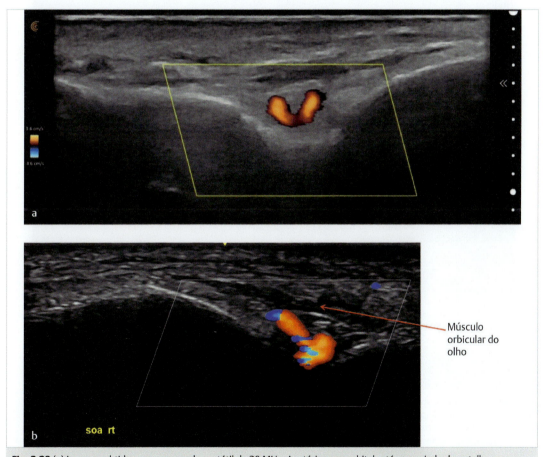

Fig. 2.28 (a) Imagem obtida com uma sonda portátil de 20 MHz. A artéria supraorbital está emergindo do entalhe supraorbital em uma variação de vaso duplo. **(b)** Imagem obtida com uma sonda de 18 MHz na posição horizontal mostrando a artéria supraorbital emergindo de seu entalhe. Nesse ponto, ela está abaixo do músculo orbicular do olho.

Anatomia em Camadas da Parte Superior da Face

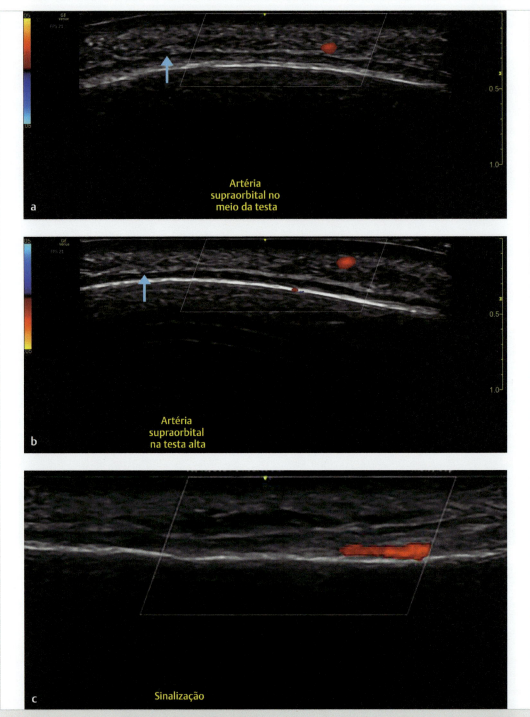

Fig. 2.29 (a, b) Imagens obtidas com uma sonda de 18 MHz na posição horizontal. Observe as alterações na profundidade (de profunda para mais superficial) da artéria supraorbital à medida que ela se desloca mais para cima. O músculo frontal é hipoecoico e marcado com uma seta azul. A artéria permanece submuscular nos primeiros 15 mm a partir da borda orbital e, em seguida, passa a intramuscular no terço médio da testa, eventualmente passando a subcutânea no terço superior da testa. **(c, d)** Sonda vertical de 18 MHz mostrando a artéria supraorbital (SOA) ao longo do periósteo nos primeiros ~ 15 mm e, em seguida, fazendo a transição através do músculo frontal em 15-20 mm acima da borda orbital para uma posição mais superficial. A estrutura linear hipoecoica que corre horizontalmente é o músculo frontal.

(Continua)

2.5 Ultrassom da Testa e da Glabela

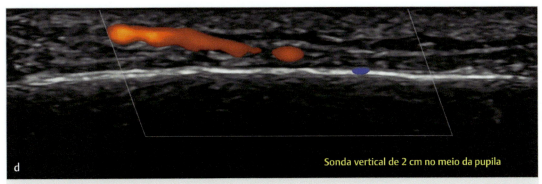

Fig. 2.29 (*Continuação*) (**d**)

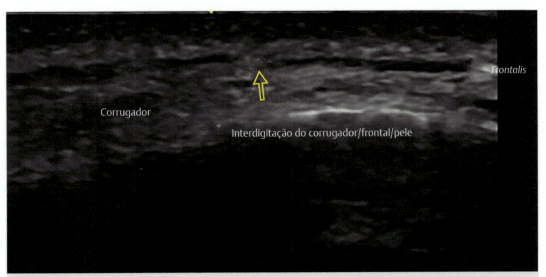

Fig. 2.30 Imagem obtida com a sonda de 18 MHz na posição horizontal. O corrugador lateral interdigita-se com o músculo frontal e a pele perto da linha pupilar média. A seta aponta para o ponto de interdigitação.

Anatomia em Camadas da Parte Superior da Face

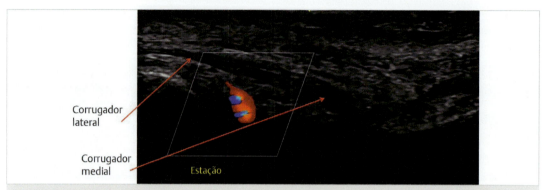

Fig. 2.31 Imagem obtida com uma sonda de 18 MHz na posição horizontal. A artéria supratroclear é vista profundamente ao longo do osso à medida que emerge do entalhe supratroclear. Observe sua posição abaixo do músculo corrugador do supercílio nessa posição. Observe também a orientação do corrugador com a cauda do músculo corrugador lateral (lado esquerdo da imagem) localizada mais superficialmente do que o músculo corrugador medial (lado direito da imagem).

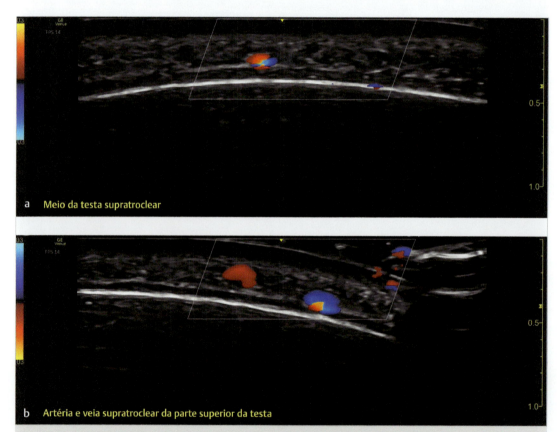

a   Meio da testa supratroclear

b   Artéria e veia supratroclear da parte superior da testa

Fig. 2.32 (a, b) Imagens obtidas com uma sonda horizontal de 18 MHz com Doppler colorido. Semelhante à artéria supraorbital, a artéria supratroclear torna-se mais superficial à medida que sobe pela testa. Uma veia grande (azul) também é vista na imagem inferior.

(Continua)

2.5 Ultrassom da Testa e da Glabela

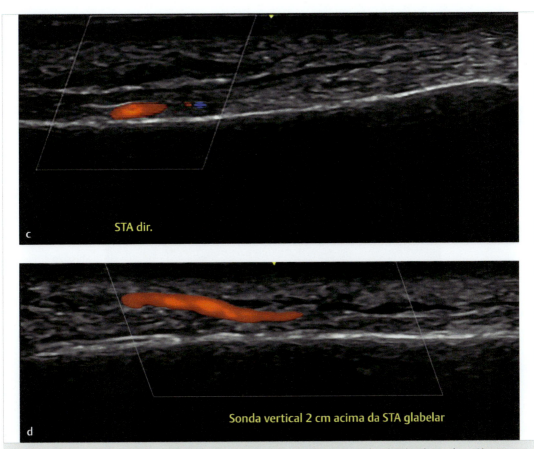

Fig. 2.32 (*Continuação*) (**c, d**) Sonda vertical de 18 MHz mostrando a artéria supratroclear (STA) ao longo do periósteo nos 14 mm iniciais e, em seguida, fazendo a transição através do músculo frontal em 14 mm acima da borda orbital para uma posição mais superficial. A estrutura linear hipoecoica que corre horizontalmente é o músculo frontal.

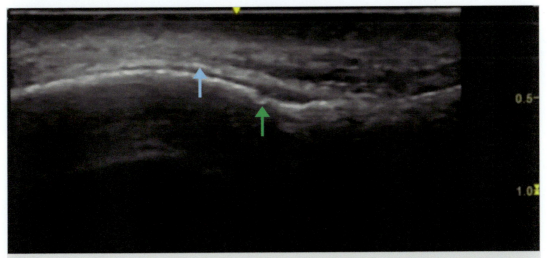

Fig. 2.33 Imagem obtida com uma sonda de 18 MHz na posição vertical. O músculo prócero (seta azul) está surgindo do osso nasal e inserindo-se na pele na área glabelar. O násio (seta verde) é visualizado e é a linha de sutura entre os ossos nasal e frontal. A origem do prócero a partir do osso pode ser vista à direita da imagem, e a interdigitação com a derme à esquerda da imagem.

Anatomia em Camadas da Parte Superior da Face

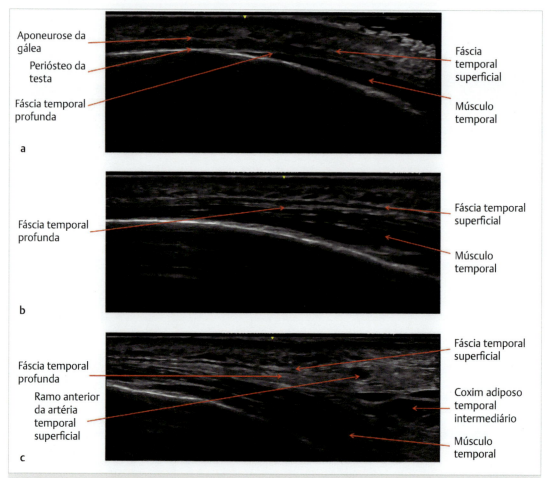

Fig. 2.34 (a-c) Imagens obtidas usando a sonda de 20 MHz na posição vertical da testa até a têmpora. A ordem das imagens é de superior para inferior. O periósteo da testa torna-se a fáscia temporal profunda à medida que se desloca lateralmente. A aponeurose da gálea torna-se a fáscia temporal superficial (SMAS) à medida que avança lateralmente. A fáscia temporal profunda torna-se mais espessa e depois se divide em uma camada superficial e outra profunda, com o coxim adiposo temporal intermediário situado entre essas duas camadas. A artéria temporal superficial, ramo anterior, é envolvida pela fáscia temporal superficial. O músculo temporal é coberto superficialmente pela camada profunda da fáscia temporal profunda. Observe que não há periósteo ao longo do osso temporal, que é coberto pelo músculo temporal. Observe também que o plano entre a fáscia temporal superficial e a fáscia temporal profunda (plano interfascial) não é visualizado na imagem inferior, o que geralmente ocorre porque essas duas camadas são fortemente opostas uma à outra e o plano interfascial ou espaço temporal superior é um espaço potencial.

2.5 Ultrassom da Testa e da Glabela

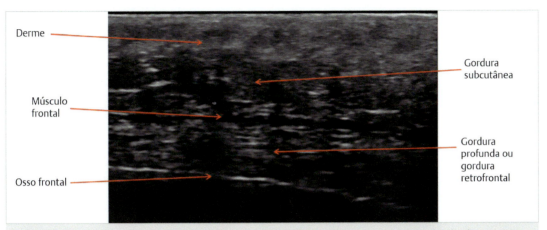

Fig. 2.35 Imagem obtida com uma sonda de 70 MHz em uma posição horizontal 2 cm acima da borda orbital em posição paramediana. A quantidade de gordura profunda diminui e depois cessa à medida que se avança superiormente em direção à linha do cabelo. O músculo é coberto superficialmente pela fáscia suprafrontal e profundamente pela fáscia subfrontal. As duas fáscias e o músculo se combinam para formar a aponeurose da gálea. Acima da borda orbital, a gordura profunda é chamada de ROOF (*retro-orbicularis oculi fat*). Os autores (SW e CS) recomendaram que o plano de injeção fosse abaixo da gálea, pelo menos 15 mm acima da borda orbital, usando uma cânula.

Leituras Sugeridas

Beleznay K, Carruthers JDA, Humphrey S, Carruthers A, Jones D. Update on avoiding and treating blindness from fillers: a recent review of the world literature. Aesthet Surg J. 2019; 39(6):662–674

Bozikov K, Shaw-Dunn J, Soutar DS, Arnez ZM. Arterial anatomy of the lateral orbital and cheek region and arterial supply to the "peri-zygomatic perforator arteries" flap. Surg Radiol Anat. 2008;30(1):17-22

Casabona G, Frank K, Moellhoff N, et al. Full-face effects of temporal volumizing and temporal lifting techniques. J Cosmet Dermatol. 2020;19(11):2830–2837

Correa BJ, Weathers WM, Wolfswinkel EM, Thornton JF. The fore-head flap: the gold standard of nasal soft tissue reconstruction. Semin Plast Surg. 2013; 27(2):96–103. Thieme

Cotofana S, Velthuis PJ, Alfertshofer M, Frank K, Bertucci V, Beleznay K, Swift A, Gavril DL, Lachman N, Schelke L. The change of plane of the supratrochlear and supraorbital arteries in the forehead—an ultrasound-based investigation. Aesthet Surg J. 2021; 41(11): NP1589-NP1598

Cotofana S, Gaete A, Hernandez CA, et al. The six different injection techniques for the temple relevant for soft tissue filler augmen- tation procedures—clinical anatomy and danger zones. J Cosmet Dermatol. 2020; 19(7):1570–1579

Kareem ZM, Muthana A, Hassan SF, et al. Supraorbital artery: Ana- tomical variations and neurosurgical applications. Surg Neurol Int. 2023;14:318

Khan TT, Colon-Acevedo B, Mettu P, DeLorenzi C, Woodward JA. An anatomical analysis of the supratrochlear artery: considerations in facial filler injections and preventing vision loss. Aesthet Surg J. 2017; 37(2):203–208

Lamb J, Surek C. Facial Volumization: An Anatomic Approach. 1st ed. New York, NY: Thieme Medical Publishers; 2017

Moss CJ, Mendelson BC, Taylor GI. Surgical anatomy of the liga- mentous attachments in the temple and periorbital regions. Plast Reconstr Surg. 2000;105(4):1475–1490, discussion 1491–1498

Mendelson B, Wong CH. Anatomy of the aging face. In: Neligan PC, ed. Plastic Surgery. Philadelphia, PA: Elsevier; 2013:78-92

Nikolis A, Enright KM, Troupis T, et al. Topography of the deep temporal arteries and implications for performing safe aesthetic injections. J Cosmet Dermatol. 2022; 21(2):608–614

O'Brien JX, Ashton MW, Rozen WM, Ross R, Mendelson BC. New perspectives on the surgical anatomy and nomenclature of the temporal region: literature review and dissection study. Plast Reconstr Surg. 2013; 131(3):510–522. Discussion by D. Knize on 523–525

Pankratz J, Baer J, Mayer C, et al. Depth transitions of the frontal branch of the facial nerve: implications in SMAS rhytidectomy. JPRAS Open. 2020; 26:101–108

Surek C. Facial anatomy for filler injection: the superficial muscu- loaponeurotic system (SMAS) is not just for facelifting. Clin Plast Surg 2019; 46(4):603-612

Surek CC. A new target for temple volumization? An anatomical and ultrasound-guided study of the intermediate temporal fat pad. Aesthet Surg J. 2021; 41(12):1339–1343

Vaca EE, Purnell CA, Gosain AK, Alghoul MS. Postoperative temporal hollowing: Is there a surgical approach that prevents this com- plication? A systematic review and anatomic illustration. J Plast Reconstr Aesthet Surg. 2017; 70(3):401–415

Walker L, Cetto R. Facial Ageing and Injection Anatomy. 1st ed. UK Book Publishing; 2021

Zito PM, Chauhan PR. Anatomy, Head and Neck, Supratrochlear. 2023 Jul 24. In: StatPearls [Internet]. Treasure Island (FL): Stat- Pearls Publishing; 2024

Capítulo 3

Anatomia em Camadas da Face Média

3.1	Nariz	47
3.2	Sulco Nasolabial	47
3.3	Bochecha Lateral	47
3.4	Face Média Superior Anterior	47
3.5	Face Média Inferior Anterior	51
3.6	Canal Lacrimal	53
3.7	Anatomia e Técnica de Ultrassom para o Terço Médio da Face e o Canal Lacrimal	63

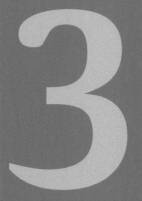

3 Anatomia em Camadas da Face Média

Resumo

O terço médio da face contém o espaço pré-zigomático, a gordura suborbicular do olho (SOOF), o espaço piriforme profundo e a gordura medial/lateral profunda da bochecha. Com a idade, o volume é perdido na SOOF e na gordura profunda da bochecha, juntamente com a reabsorção óssea na maxila e na fossa piriforme. Este capítulo descreverá as camadas tridimensionais do terço médio da face, delineando possíveis alvos para procedimentos de injeção, bem como a anatomia vascular dessa região relevante para o injetor clínico. As descrições anatômicas são complementadas por imagens detalhadas de ultrassom e pérolas técnicas para a obtenção de imagens da anatomia do terço médio da face.

Palavras-chave: Espaço pré-zigomático, espaço piriforme profundo, gordura profunda medial da bochecha, gordura profunda lateral da bochecha, gordura suborbicular do olho (SOOF), ligamento de retenção orbital, ligamento de retenção zigomaticocutâneo, artéria angular, veia angular, músculo elevador dos lábios superiores, sulco nasolabial, compartimento de gordura nasolabial, sulco nasolabial, artéria nasal lateral, artéria columelar, artéria nasal dorsal, veia nasal dorsal

3.1 Nariz

A estrutura do nariz é formada pelos ossos nasais superiormente e pelas cartilagens laterais superior e inferiormente. Há uma rede vascular robusta que supre o tecido mole do nariz, incluindo os vasos columelares, nasais laterais e nasais dorsais. O sistema musculoaponeurótico superficial nasal (SMAS) tem, em média, 0,6 mm de profundidade em relação à superfície da pele. A vasculatura nasal desloca-se mais comumente dentro do SMAS nasal. As injeções de preenchimento dérmico devem ser direcionadas profundamente ao SMAS nasal no periósteo ou pericôndrio. Os vasos nasais dorsais têm uma conexão vascular direta com a vasculatura oftálmica. O nariz é o local mais comum de comprometimento da visão por injeção de preenchimento (▸ Fig. 3.1).

3.2 Sulco Nasolabial

O sulco nasolabial demarca uma zona de transição entre as subunidades estéticas da bochecha e da região perioral. O sulco é criado por septações dos músculos elevadores dos lábios para a pele. A descida do coxim de gordura nasolabial com a idade leva a um abaulamento do tecido sobre o sulco e a uma sombra mais profunda dentro do sulco. A perda óssea na abertura piriforme contribui para o aprofundamento do sulco nasolabial com a idade (▸ Fig. 3.2).

3.3 Bochecha Lateral

O arco zigomático forma o limite lateral da bochecha. O arco atravessa medialmente até fazer a transição para o corpo do zigoma. Essa transição é um degrau ósseo palpável e corresponde à localização do principal ligamento de retenção zigomático e à origem do músculo zigomático maior. Duas estruturas vasculares importantes relacionadas com o arco zigomático são a veia temporal média, que é superior e profunda ao arco, e a artéria facial transversa (TFA), que atravessa paralelamente ao arco, logo abaixo da borda inferior do osso. A TFA divide-se em ramos fascial e muscular. O ramo fascial geralmente envia um ramo transzigomático que percorre o periósteo da arcada, muitas vezes, no terço médio da arcada. Esses ramos transzigomáticos podem criar uma via vascular entre os sistemas das artérias carótida interna e carótida externa. Os injetores devem estar cientes dessa relação vascular ao realizar procedimentos de injeção ao longo do arco zigomático.

3.4 Face Média Superior Anterior

Os componentes ósseos da face média superior incluem a borda orbital, o corpo do zigoma e a maxila. O osso da maxila é mais suscetível à reabsorção óssea relacionada com a idade em comparação com o zigoma. O espaço pré-zigomático é um espaço de deslizamento em potencial profundo ao músculo orbicular do olho que reside no corpo do zigoma. O espaço foi estabelecido como um bom alvo de injeção para a volumização do terço médio da face. O compartimento de gordura profunda da parte superior da face média é o compartimento de gordura suborbicular do olho (SOOF). Estudos volumétricos de superfície demonstraram alterações topográficas significativas após a volumização de SOOF em comparação com outros compartimentos de gordura profunda na face. Isso provavelmente está relacionado como papel dos ligamentos de retenção nessa região, que limitam a migração superior e inferior do produto e forçam o produto injetado a se projetar para fora e criar um volume maior na bochecha (▸ Fig. 3.3).

Anatomia em Camadas da Face Média

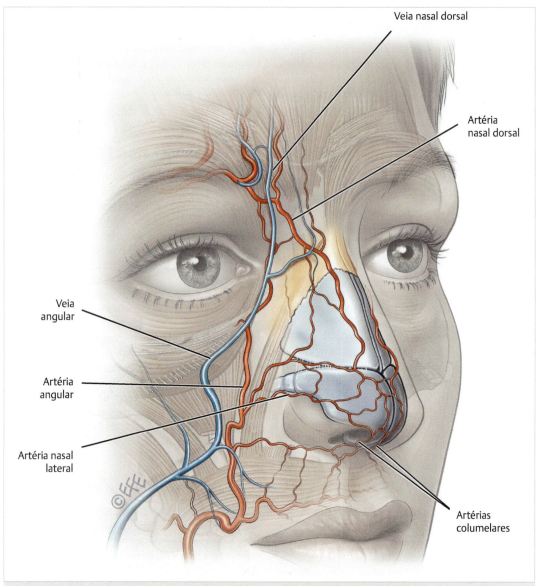

Fig. 3.1 Ilustração anatômica da vasculatura nasal. O suprimento sanguíneo nasal consiste na artéria columelar, na artéria nasal lateral e na artéria nasal dorsal. © Dr. Levent Efe, CMI.

Os limites do ligamento de retenção do espaço pré-zigomático são o ligamento de retenção orbital (ORL) e os ligamentos zigomaticocutâneos (ZCL), respectivamente. No limite lateral do espaço está o principal ligamento de retenção zigomático, localizado na junção do arco zigomático e do corpo e corresponde à origem muscular do músculo zigomático maior. O ligamento zigomático é biomecanicamente o ligamento mais rígido da face. O ORL é o limite superior e separa o espaço pré-zigomático do espaço pré-septal da pálpebra inferior. O ORL é o segundo ligamento mais importante biomecanicamente na face. O ZCL é o limite inferior do espaço e separa o espaço pré-zigomático dos compartimentos de gordura medial profunda da bochecha (DMCF) e da gordura bucal. O ORL e o ZCL são considerados ligamentos de retenção

3.4 Face Média Superior Anterior

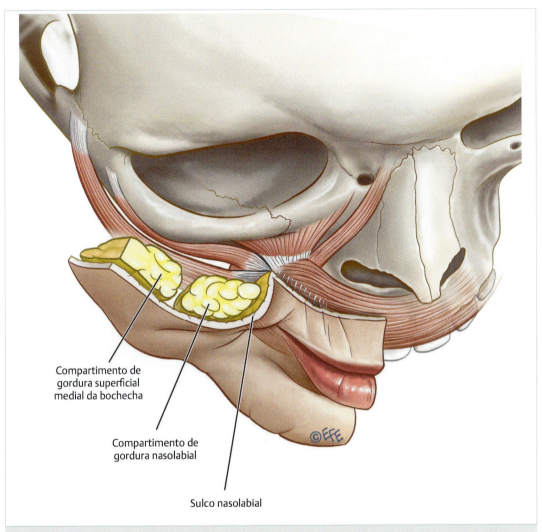

Fig. 3.2 Ilustração anatômica do sulco nasolabial (NLF). O NLF é formado por septos dos músculos elevadores dos lábios até a pele. Durante o processo de envelhecimento, o compartimento de gordura nasolabial desce, criando uma saliência de volume e um exagero do sombreamento do sulco nasolabial. © Dr. Levent Efe, CMI.

facial osteocutâneos ou "verdadeiros" porque vão do osso até a pele. Portanto, os ligamentos começam no periósteo, atravessam o músculo orbicular do olho e inserem-se na derme da pele para criar a topografia de superfície comumente conhecida da junção entre a pálpebra e a bochecha (inserção do ORL) e do sulco nasojugal (inserção do ZCL) (▶ Fig. 3.4).

Com relação à vasculatura facial, o trajeto mais comum da artéria e da veia angular é medial ao ZCL e ao ORL. A veia angular percorre a superfície inferior do ZCL ao atravessar o canal lacrimal. Um ramo aberrante conhecido da artéria angular corre dentro da linha palpebral média, mas no plano subcutâneo. O feixe neurovascular infraorbital está localizado inferior e medialmente ao ZCL. O forame infraorbital está localizado de 6,3 a 10,9 cm abaixo da borda orbital, entre a linha pupilar média e uma linha vertical do limbo corneano medial. O forame supraorbital e o infraorbital foram encontrados no mesmo plano vertical em 50% dos casos. Portanto, as injeções clínicas que ficam dentro dos limites do ZCL e do ORL evitam a interação com as vias mais comuns e as vias variantes da artéria e da veia angulares, bem como com o feixe neurovascular infraorbital.

Anatomia em Camadas da Face Média

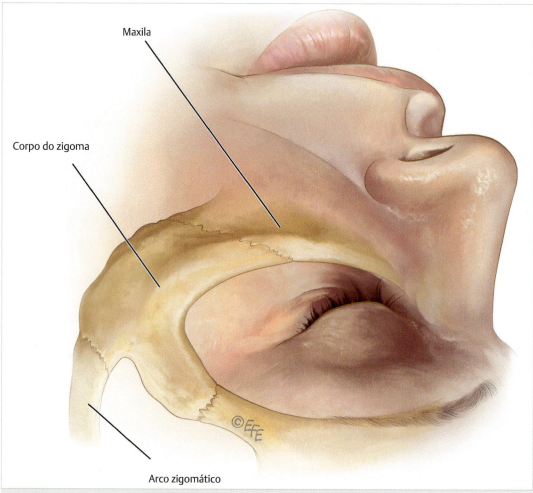

Fig. 3.3 Ilustração anatômica da arquitetura óssea da face média que inclui o arco zigomático, o corpo do zigoma e a maxila. © Dr. Levent Efe, CMI.

Ponto-Chave

O espaço pré-zigomático é um alvo adequado para a volumização da bochecha e tem limites distintos que podem ser prontamente palpados com uma cânula de ponta romba e/ou identificados no exame de ultrassom. As vias mais comuns da artéria e da veia angular são superficiais ou mediais ao espaço pré-zigomático. O feixe neurovascular infraorbital é inferior e medial ao espaço. Portanto, as injeções direcionadas dentro dos limites do espaço podem evitar a interação com essas estruturas vasculares e os eventos adversos associados.

Além disso, deve-se levar em consideração a anatomia linfática da parte superior da face média. Há uma cadeia linfática medial e duas cadeias linfáticas laterais no terço médio da face. Lateralmente, há uma cadeia linfática lateral superficial e uma cadeia linfática lateral profunda. As cadeias linfáticas originam-se na pálpebra inferior e deslocam-se inferiormente. A cadeia linfática lateral profunda segue profundamente ao músculo orbicular e drena através do assoalho do espaço pré-zigomático, enquanto a cadeia linfática lateral superficial segue superficialmente ao músculo orbicular dentro do compartimento de gordura malar. Clinicamente, o rompimento da cadeia linfática lateral superficial pode criar um monte malar iatrogênico que retém o fluido entre as inserções cutâneas do ORL e do ZCL (▶ Fig. 3.5, ▶ Fig. 3.6, ▶ Fig. 3.7, ▶ Fig. 3.8).

3.5 Face Média Inferior Anterior

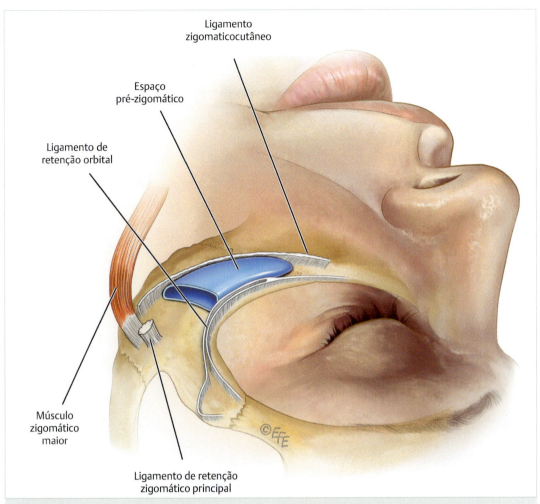

Fig. 3.4 Ilustração anatômica da camada do sistema musculoaponeurótico subsuperficial (subSMAS) da face média. O espaço pré-zigomático é um espaço potencial de deslizamento profundo para o músculo orbicular. O limite superior do espaço pré-zigomático é o ligamento de retenção orbital (ORL) e o limite inferior é o ligamento zigomaticocutâneo (ZCL). O principal ligamento de retenção zigomático está localizado na transição do arco zigomático e do corpo do zigoma. A origem do músculo zigomático maior está localizada no ligamento de retenção zigomático principal. © Dr. Levent Efe, CMI.

Ponto-Chave

As injeções superficiais ao músculo orbicular entre o ORL e o ZCL têm o potencial de interromper a cadeia linfática lateral superficial do terço médio da face, levando à coleta de fluido entre as inserções cutâneas desses ligamentos.
O resultado é um monte malar iatrogênico.

3.5 Face Média Inferior Anterior

O músculo zigomático maior atua como limite lateral da parte inferior da face média. A abertura óssea do piriforme serve como limite medial da parte inferior da face média. O espaço piriforme profundo (DPS) é um espaço de deslizamento potencial inferior aos músculos elevadores dos lábios e é o alvo de injeção profunda mais medial na parte inferior da face

Anatomia em Camadas da Face Média

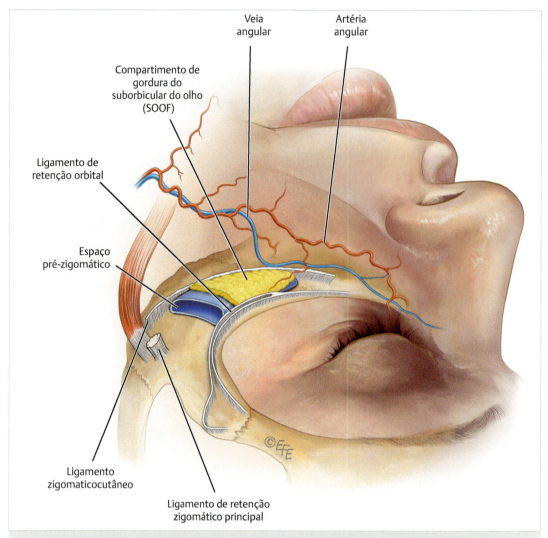

Fig. 3.5 Ilustração anatômica da artéria angular que reside medialmente ao ligamento de retenção orbital (ORL) e aos ligamentos zigomaticocutâneos (ZCL), bem como da veia angular que passa pelo espaço bucal e percorre a superfície inferior do ZCL, atravessando medialmente o ligamento lacrimal, comunicando-se eventualmente com a veia nasal dorsal. A gordura suborbicular do olho (SOOF) é mostrada. © Dr. Levent Efe, CMI.

média. O DPS é separado da DMCF pelo feixe neurovascular infraorbital, que sai da maxila pelo forame infraorbital superiormente encapuzado. A DMCF e o DPS são alvos bem estabelecidos para a volumização da bochecha anterior. A DMCF é separada da gordura lateral profunda da bochecha (DLCF) pela veia angular, que atravessa o canal da veia facial na gordura bucal superiormente entre a DMCF e a DLCF, continuando ao longo da superfície inferior do ZCL em direção ao canal lacrimal. A DLCF e a gordura bucal são divididas pelo músculo zigomático maior (ZM).

Pesquisas demonstraram que os compartimentos de gordura profunda do rosto esvaziam com a idade, levando à perda de suporte e contorno do tecido mole. O direcionamento desses compartimentos durante os procedimentos de injeção pode ajudar a restaurar o volume e a forma que foram perdidos durante o processo de envelhecimento. Observe que o ramo do nervo labial superior do nervo infraorbital passa pelo DPS, portanto, clinicamente, as injeções no DPS com produtos de preenchimento com infusão de anestésico podem causar dormência temporária no lábio superior ipsilateral.

3.6 Canal Lacrimal

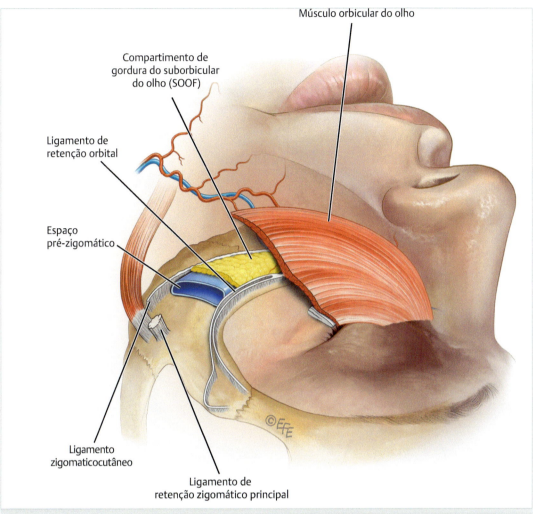

Fig. 3.6 Ilustração anatômica do músculo orbicular do olho que é sinônimo de sistema musculoaponeurótico superficial (SMAS) e forma o limite anterior/superficial do espaço pré-zigomático e da gordura suborbicular do olho (SOOF). © Dr. Levent Efe, CMI.

A artéria angular termina na abertura piriforme em aproximadamente 32 a 35% dos casos. A artéria angular é comumente localizada 3,3 cm lateral à asa nasal. Pesquisas mostraram artérias angulares de ramo único em 90% dos casos, dois ramos em 9% e três ramos em 1% dos casos. As artérias angulares que continuam no sulco facial alar geralmente fazem a transição do SMAS para o plano subcutâneo superficial à gordura profunda da bochecha e ao DPS. Foi demonstrado que cerca de 4% das artérias angulares se deslocam profundamente ao SMAS, próximo ao periósteo da maxila. Deve-se ter cuidado ao injetar anteriormente na bochecha, e a triagem vascular pré-procedimento pode ser benéfica para avaliar a variabilidade vascular na região piriforme (▶ Fig. 3.9, ▶ Fig. 3.10, ▶ Fig. 3.11, ▶ Fig. 3.12).

3.6 Canal Lacrimal

O canal lacrimal consiste em três camadas, a saber, osso da borda orbital, músculo orbicular do olho e pele. O ligamento resistente à ruptura (TTL) é a

Anatomia em Camadas da Face Média

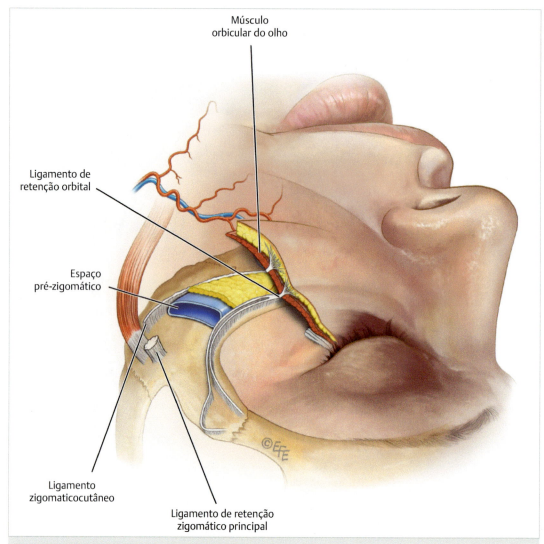

Fig. 3.7 Ilustração anatômica das inserções cutâneas dos ligamentos zigomaticocutâneos e do ligamento de retenção orbicular formando os pontos de referência topográficos da superfície do sulco nasojugal e da junção entre a pálpebra e a bochecha, respectivamente. © Dr. Levent Efe, CMI.

coalescência medial do ORL e do ZCL. O TTL vai do osso à pele e divide os folhetos orbitais e palpebrais do músculo orbicular do olho. A veia angular e a artéria angular (se presentes) viajam imediatamente medialmente ao TTL para se anastomosarem com a vasculatura nasal dorsal. As injeções clínicas que não permanecem dentro do TTL podem resultar na deposição do produto no músculo orbicular do olho, no espaço pré-septal da pálpebra inferior (superiormente), no DPS (inferiormente) ou em estreita proximidade com os vasos angulares (▶ Fig. 3.13, ▶ Fig. 3.14, ▶ Fig. 3.15, ▶ Fig. 3.16).

3.6 Canal Lacrimal

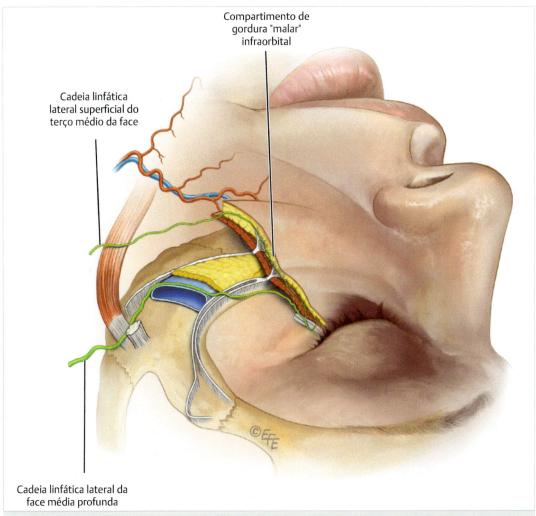

Fig. 3.8 Ilustração anatômica das vias linfáticas do terço médio da face. Os linfáticos laterais do terço médio da face contêm uma cadeia superficial que atravessa o compartimento de gordura malar e uma cadeia profunda que drena através do assoalho do espaço pré-zigomático. © Dr. Levent Efe, CMI.

Ponto-Chave

A precisão é fundamental nas injeções clínicas direcionadas ao ligamento lacrimal. O produto mal posicionado pode acabar no espaço pré-septal da pálpebra inferior, no músculo orbicular do olho, no DPS ou na proximidade da artéria e da veia angulares. A artéria e a veia angulares anastomosam-se com os vasos nasais dorsais, que contêm conexões diretas com a vasculatura oftálmica.

Anatomia em Camadas da Face Média

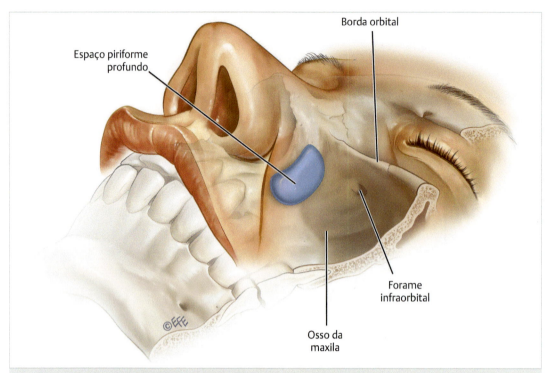

Fig. 3.9 Ilustração anatômica da face média medial anterior demonstrando a depressão maxilar, o espaço piriforme profundo (DPS) e o forame infraorbital. © Dr. Levent Efe, CMI.

3.6 Canal Lacrimal

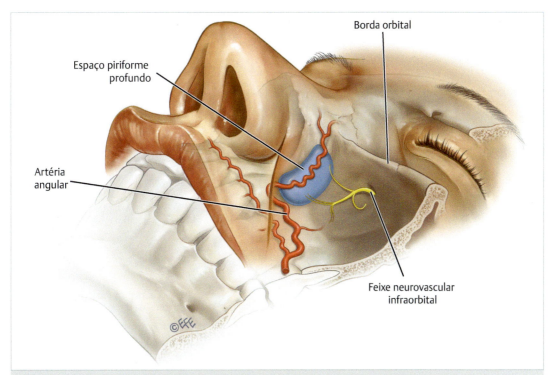

Fig. 3.10 Ilustração anatômica da face média medial anterior demonstrando a artéria angular atravessando o terço medial do sulco nasolabial e superficialmente ao espaço piriforme profundo, bem como o nervo infraorbital com quatro ramos sensoriais e o ramo do nervo labial superior atravessando o espaço piriforme profundo e inervando o lábio superior ipsilateral. © Dr. Levent Efe, CMI.

Anatomia em Camadas da Face Média

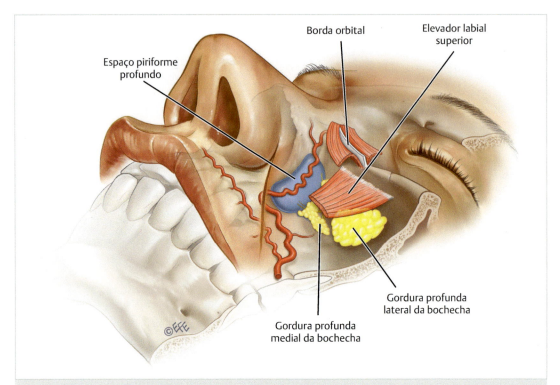

Fig. 3.11 Ilustração anatômica da face média medial anterior demonstrando a gordura profunda medial e profunda lateral da bochecha, bem como o elevador labial superior, que fica na camada do sistema musculoaponeurótico superficial (SMAS) superficial à gordura facial profunda. © Dr. Levent Efe, CMI.

3.6 Canal Lacrimal

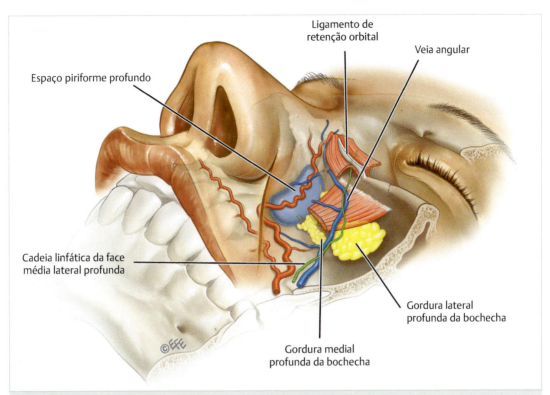

Fig. 3.12 Ilustração anatômica da face média medial anterior demonstrando o trajeto da veia angular através do espaço bucal e percorrendo a superfície inferior dos ligamentos zigomaticocutâneos e medialmente ao local onde o ligamento de retenção orbital se une ao ligamento lacrimal. © Dr. Levent Efe, CMI.

Anatomia em Camadas da Face Média

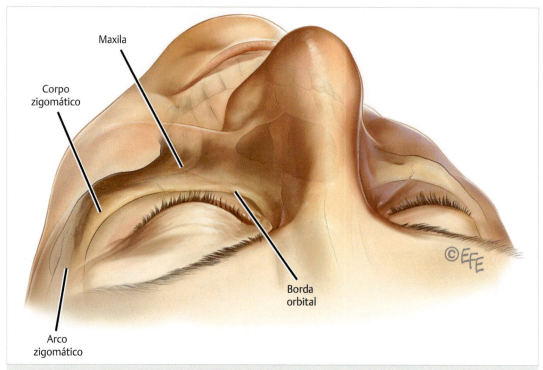

Fig. 3.13 Ilustração anatômica da região do canal lacrimal demonstrando a anatomia óssea, incluindo a borda orbital, a maxila, o corpo do zigoma e o arco zigomático. © Dr. Levent Efe, CMI.

3.6 Canal Lacrimal

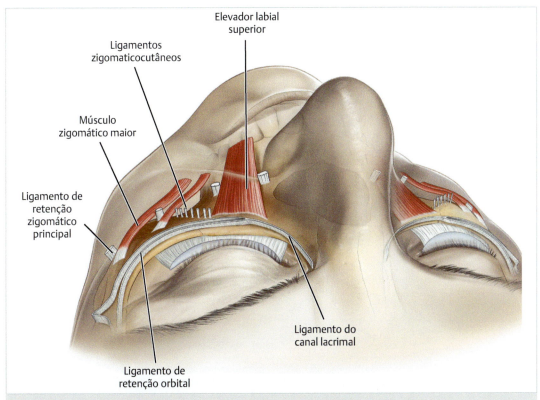

Fig. 3.14 Ilustração anatômica da região da fenda lacrimal demonstrando o ligamento de retenção orbital e os ligamentos zigomaticocutâneos que formam o ligamento da fenda lacrimal. Observe o *arcus marginalis*, que é a inserção do septo orbital na borda e no assoalho orbital ósseo. © Dr. Levent Efe, CMI.

Anatomia em Camadas da Face Média

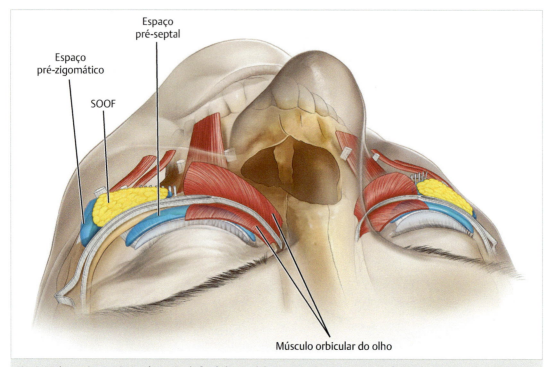

Fig. 3.15 Ilustração anatômica da região da fenda lacrimal demonstrando o ligamento da fenda lacrimal unindo os folhetos orbitais e palpebrais do músculo orbicular dos olhos, bem como o espaço pré-septal da pálpebra inferior que reside acima do ligamento de retenção orbital (ORL) e o espaço pré-zigomático e o compartimento da gordura suborbicular dos olhos (SOOF) que reside entre o ORL e os ligamentos zigomaticocutâneos (ZCL), respectivamente. © Dr. Levent Efe, CMI.

3.7 Anatomia e Técnica de Ultrassom para o Terço Médio da Face e o Canal Lacrimal

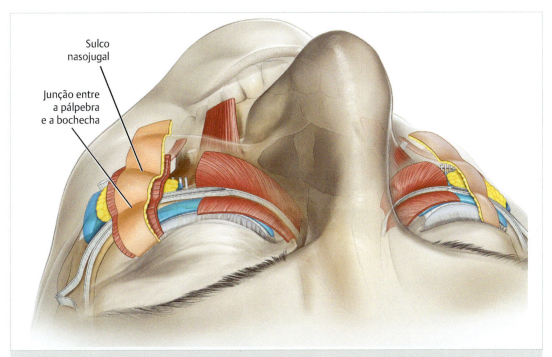

Fig. 3.16 Ilustração anatômica da região do canal lacrimal demonstrando a pele e a topografia da superfície associada. As inserções cutâneas dos ligamentos zigomaticocutâneos (ZCL) formam o sulco nasojugal, e as inserções cutâneas do ligamento de retenção orbital formam a junção da pálpebra com a bochecha e o sulco palpebromalar. © Dr. Levent Efe, CMI.

3.7 Anatomia e Técnica de Ultrassom para o Terço Médio da Face e o Canal Lacrimal

O aspecto mais crítico para a obtenção de imagens de ultrassom na face média é determinar a posição e a profundidade da(s) artéria(s) angular(es) no DPS. A artéria é um vaso de alto fluxo; portanto, o ganho e a escala podem estar na faixa média ou menos. Embora a literatura atual afirme que a taxa de um vaso submuscular/supraperiosteal seja de aproximadamente 2 a 4%, na experiência do autor (S.W.), essa taxa é significativamente baixa e pode estar mais próxima de 30% ou mais. A artéria angular está ausente no DPS em aproximadamente 30% dos casos. Em 9% dos casos, haverá dois ramos e, em 1% dos casos, três ramos. Isso é mais comum em mulheres do que em homens. O injetor deve considerar uma técnica alternativa (que não seja a agulha diretamente no osso) se a artéria angular estiver ao longo do periósteo, como a injeção guiada por ultrassom ou uma colocação mais superficial do preenchedor usando agulha ou cânula.

Uma das estruturas mais pertinentes para o injetor é o SMAS, que é facilmente visualizado por meio de ultrassom como uma estrutura linear hiperecoica a uma profundidade de 3 a 5 mm. Na opinião do autor, as injeções na face média medial e lateral geralmente devem ser profundas até o SMAS para garantir a segurança, o resultado cosmético e a longevidade do preenchedor. O espaço pré-zigomático pode ser visualizado por meio de ultrassom e é o local ideal para injeções no terço médio da face. Medialmente ao espaço estão a veia e a artéria angular e, inferiormente, o forame infraorbital com sua artéria, veia e nervo infraorbital.

O ultrassom do canal lacrimal demonstra o espaço muito apertado no qual um injetor precisa colocar o preenchedor e ressalta a alta taxa de remoção do preenchedor devido à colocação inadequada e/ou espalhamento do preenchedor (▶Fig. 3.17, ▶Fig. 3.18, ▶Fig. 3.19, ▶Fig. 3.20, ▶Fig. 3.21, ▶Fig. 3.22, ▶Fig. 3.23, ▶Fig. 3.24, ▶Fig. 3.25, ▶Fig. 3.26, ▶Fig. 3.27, ▶Fig. 3.28, ▶Fig. 3.29, ▶Fig. 3.30, ▶Fig. 3.31, ▶Fig. 3.32, ▶Fig. 3.33, ▶Fig. 3.34, ▶Fig. 3.35, ▶Fig. 3.36, ▶Fig. 3.37, ▶Fig. 3.38, ▶Fig. 3.39, ▶Fig. 3.40, ▶Fig. 3.41, ▶Fig. 3.42).

Anatomia em Camadas da Face Média

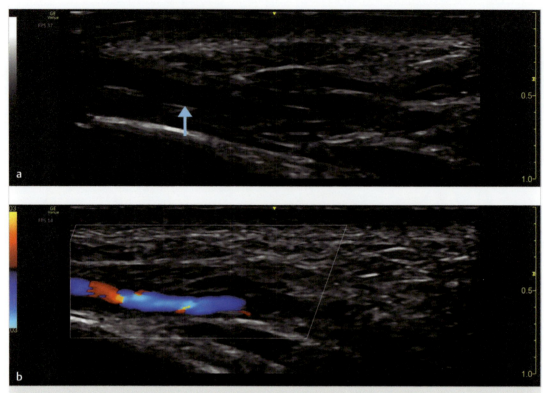

Fig. 3.17 (**a**, **b**) Imagens obtidas com uma sonda de 18 MHz na posição vertical. Esta é a veia angular (seta azul) na área cantal medial. Ela se encontra medialmente ao ligamento lacrimal. Muitas vezes, ela pode ser muito maior do que a artéria angular e não tem válvula, criando um caminho para o seio cavernoso ou para o sistema oftálmico. A imagem superior é o modo B. A veia angular é encontrada lateralmente à artéria angular na área cantal medial.

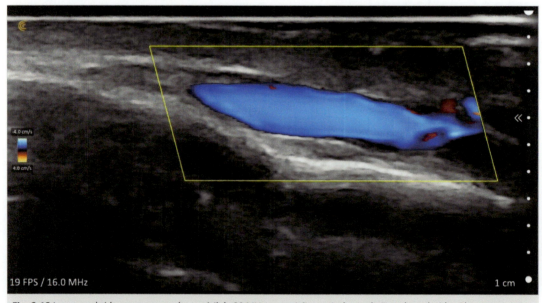

Fig. 3.18 Imagem obtida com uma sonda portátil de 20 MHz na posição vertical usando Doppler colorido. Observe a veia angular grande na área cantal medial.

3.7 Anatomia e Técnica de Ultrassom para o Terço Médio da Face e o Canal Lacrimal

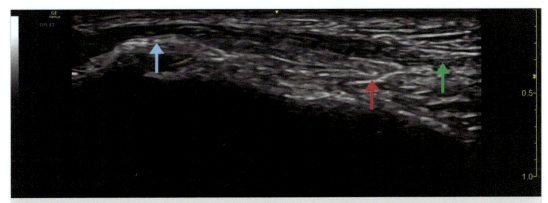

Fig. 3.19 Imagem obtida com uma sonda horizontal de 18 MHz. A área do canal lacrimal é mostrada (seta azul). Observe que, nessa área, há apenas osso, músculo e pele. O coxim adiposo do suborbicular do olho (SOOF) medial é mostrada (seta vermelha) abaixo do *orbicularis oculi* hipoecoico (seta verde).

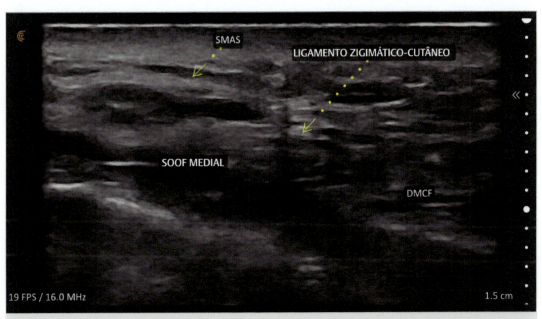

Fig. 3.20 Imagem obtida com uma sonda vertical portátil de 20 MHz, superior à esquerda. O ligamento zigomaticocutâneo (ZC) vai do periósteo até a pele e é hiperecoico devido ao seu componente de colágeno. Superiormente ao ligamento ZC está a gordura suborbicular medial do olho (SOOF) e, inferiormente, a gordura medial profunda da bochecha (DMCF). Superficialmente a esses coxins adiposos está o sistema musculoaponeurótico superficial (SMAS), que é contíguo ao *orbicularis oculi* na bochecha superior. Superficial ao SMAS está o coxim adiposo superficial. Ele costuma ser mais ecogênico do que o coxim adiposo profundo devido ao maior conteúdo de tecido fibroso.

Anatomia em Camadas da Face Média

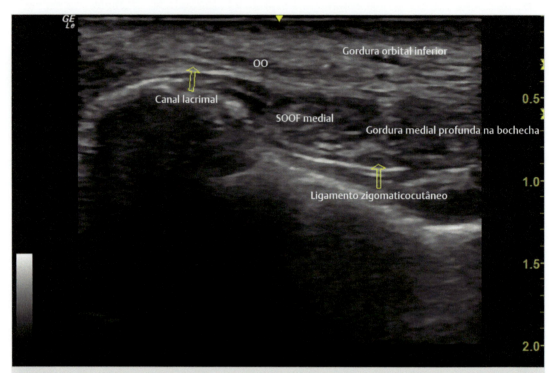

Fig. 3.21 Imagem obtida com uma sonda vertical de 18 MHz. Essa imagem é mais medial do que a imagem anterior, mostrando o ligamento zigomaticocutâneo (ligamento ZC) que se estende do osso até a pele e a gordura suborbicular do olho (SOOF) medial superior ao ligamento e a gordura profunda medial da bochecha situada abaixo do ligamento. Observe que o coxim adiposo malar (rotulado como gordura orbital inferior) é mais ecogênico do que os coxins de gordura profundos.

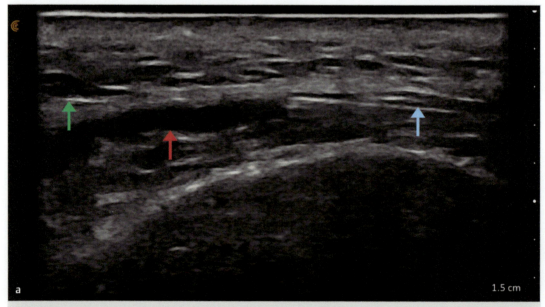

Fig. 3.22 (a) Imagem obtida com uma sonda portátil de 20 MHz. O preenchimento de ácido hialurônico (HA) (seta vermelha) é colocado com uma cânula (seta azul) ao longo da superfície inferior do sistema musculoaponeurótico superficial (SMAS) (seta verde), no espaço pré-zigomático. A gordura no espaço pré-zigomático é a gordura suborbicular do olho medial (SOOF). Superficialmente ao SMAS está o coxim adiposo malar.

(Continua)

3.7 Anatomia e Técnica de Ultrassom para o Terço Médio da Face e o Canal Lacrimal

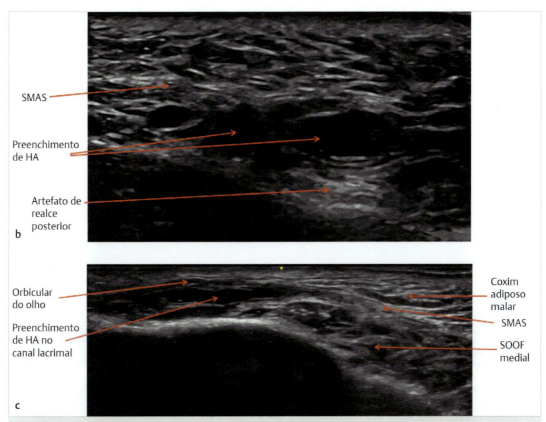

Fig. 3.22 (*Continuação*) (**b**) Imagem obtida usando uma sonda de 20 MHz em uma orientação horizontal no meio da bochecha. Preenchimento de HA após a colocação no espaço pré-zigomático com cânula. Ele está abaixo do SMAS. Observe que há um artefato de realce posterior que é típico do preenchimento com HA. (**c**) Imagem obtida usando uma sonda de 20 MHz ao longo do sulco nasojugal (ângulo de 45 graus do meio da bochecha até o canal lacrimal). Observe que o preenchimento é colocado abaixo do orbicular do olho no canal lacrimal (via cânula). Manter-se abaixo do SMAS/orbicular do olho é importante para minimizar o edema malar relacionado com o preenchimento (opinião de SW e CS). O preenchimento colocado no coxim adiposo malar está associado a complicações posteriores, como edema malar e da pálpebra inferior.

Anatomia em Camadas da Face Média

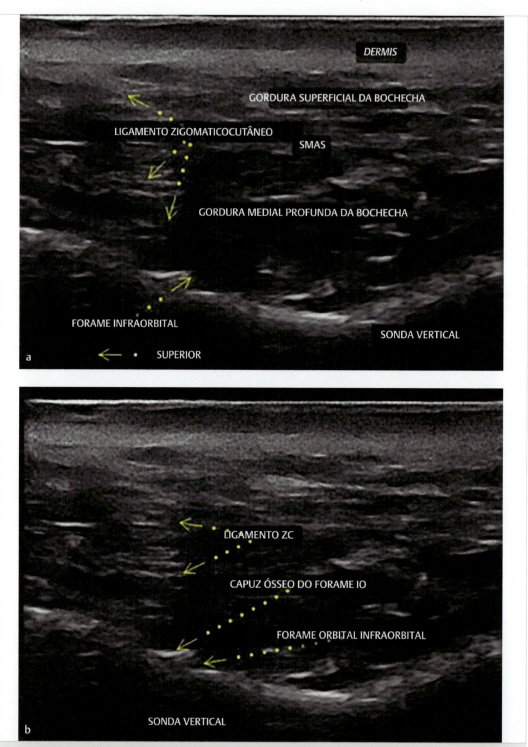

Fig. 3.23 (a, b) Essas imagens foram obtidas com uma sonda vertical de 20 MHz na bochecha medial próxima à linha média da pupila. Observe que o ligamento zigomaticocutâneo pode ser visto surgindo acima do forame infraorbital. O forame infraorbital e a artéria são protegidos pelo ligamento ZC quando as injeções são colocadas no espaço pré-zigomático. Observe também o capuz/lábio superior do forame infraorbital, que protege adicionalmente o nervo e a artéria contra lesões inadvertidas ao injetar a partir de uma abordagem superior na bochecha anterior. Há um forame acessório em 9% e 3 forames em 0,5% dos pacientes.

3.7 Anatomia e Técnica de Ultrassom para o Terço Médio da Face e o Canal Lacrimal

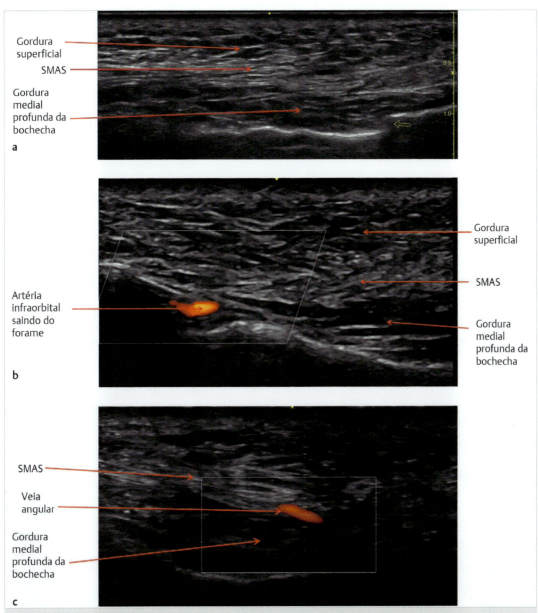

Fig. 3.24 (**a**, **b**) A primeira imagem acima foi obtida com uma sonda de 20 MHz em uma orientação horizontal na bochecha anterior média e as duas seguintes foram obtidas em uma orientação vertical. As camadas da bochecha podem ser vistas na primeira imagem com a seta amarela apontando para o forame infraorbital. A segunda imagem mostra a artéria infraorbital saindo do forame e entrando na gordura medial profunda da bochecha. A artéria infraorbital é uma das artérias mais profundas da face e geralmente requer sondas de frequência mais baixa (> 12 MHz) para melhor visualização. Observe que há mais tecido fibroso na gordura superficial, o que a torna mais ecogênica do que a gordura profunda. (**c**) Imagem obtida com uma sonda de 20 MHz em posição vertical na bochecha anterior média usando *Power Doppler*. Observe que a veia angular (compressível) está em um plano mais superficial à artéria infraorbital. Observe também que o *Doppler* espectral foi usado para determinar que se tratava de uma veia. No meio da bochecha, a veia angular geralmente é vista em estreita associação com a camada SMAS. Ela pode ser distinguida da artéria porque geralmente é maior, mais superficial, compressível e tem características venosas na análise do *Doppler* espectral.

Anatomia em Camadas da Face Média

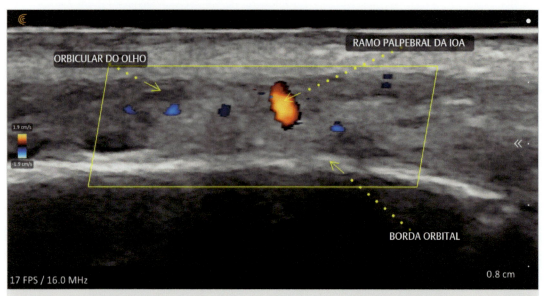

Fig. 3.25 Imagem obtida com uma sonda de 20 MHz em posição horizontal na pálpebra inferior. O ramo palpebral da artéria infraorbital (PIOA) é visualizado, o qual corre superiormente a partir do forame infraorbital e viaja na linha média da pupila na gordura superficial para alcançar a pálpebra inferior. Nas injeções de agulha no periósteo, deve-se tomar cuidado para evitar essa artéria, e recomenda-se injetar medialmente à linha mediana da pupila ao injetar no canal lacrimal.

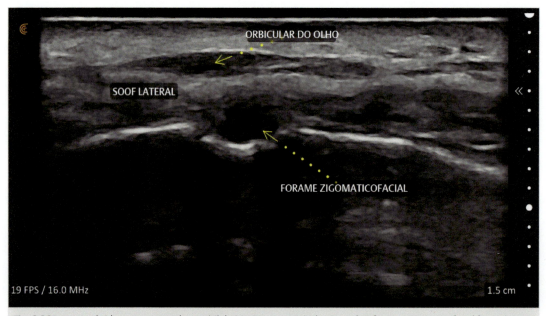

Fig. 3.26 Imagem obtida com uma sonda portátil de 20 MHz na posição horizontal. O forame zigomaticofacial fica próximo à borda orbital na bochecha lateral. Sobrepondo-se ao forame está a gordura suborbicular do olho lateral (SOOF), que fica logo abaixo do músculo orbicular. Há um pequeno coxim adiposo superficial sobreposta ao músculo orbicular do olho e profunda à derme.

3.7 Anatomia e Técnica de Ultrassom para o Terço Médio da Face e o Canal Lacrimal

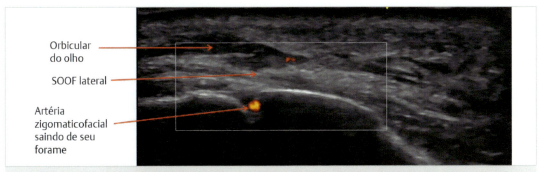

Fig. 3.27 Imagem obtida com uma sonda de 20 MHz na posição horizontal e *Power Doppler*. A visualização da artéria zigomaticofacial é frequentemente difícil devido ao seu pequeno tamanho e baixo fluxo. Essa artéria se comunica diretamente com o olho e deve ser considerada ao injetar no zigoma superior sobre o periósteo. A descontinuidade no osso é como os forames são identificados. OO, orbicular do olho; SOOF, gordura suborbicular do olho.

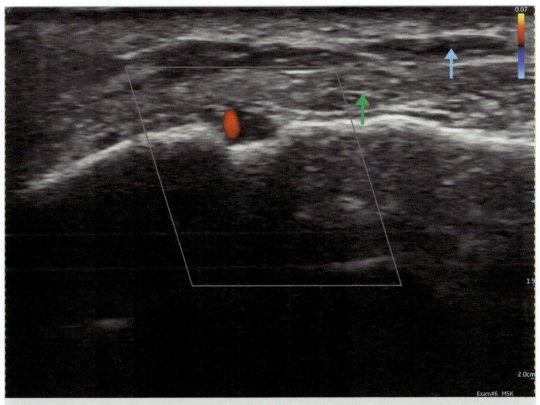

Fig. 3.28 Imagem obtida com uma sonda portátil de 12 MHz. A artéria zigomaticofacial é mostrada saindo do forame zigomaticofacial. O músculo orbicular do olho (seta azul) e a gordura suborbicular do olho (SOOF) lateral (seta verde) também são mostrados. Às vezes, os vasos de baixo fluxo podem ser mais fáceis de visualizar com uma sonda de frequência mais baixa.

Anatomia em Camadas da Face Média

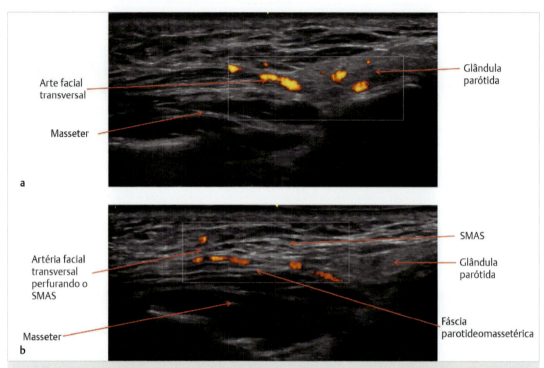

Fig. 3.29 (a, b) Imagens obtidas com uma sonda de 20 MHz na posição horizontal usando o *Power Doppler* na área submalar. A artéria facial transversa é mostrada passando pela glândula parótida. Ela pode ser um vaso único ou duplo. Em seguida, ela se desloca medialmente ao longo da fáscia parotideomassetérica. Por fim, a artéria perfura o sistema musculoaponeurótico superficial (SMAS) e percorre o coxim adiposo superficial.

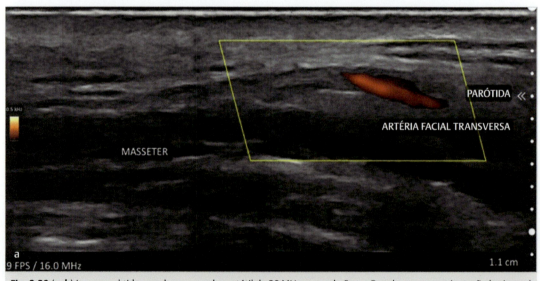

Fig. 3.30 (a, b) Imagem obtida usando uma sonda portátil de 20 MHz no modo *Power Doppler* em uma orientação horizontal na região submalar. Observe a aparência isoecoica da glândula parótida que está sobre o masseter. A imagem inferior mostra a variante de duas artérias.

(Continua)

3.7 Anatomia e Técnica de Ultrassom para o Terço Médio da Face e o Canal Lacrimal

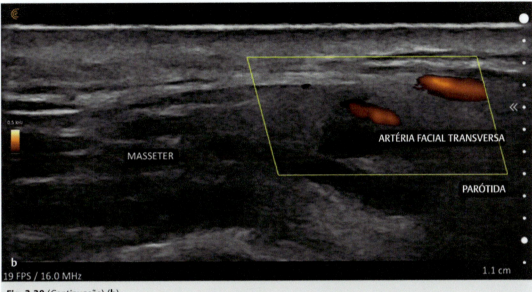

Fig. 3.30 (*Continuação*) (**b**)

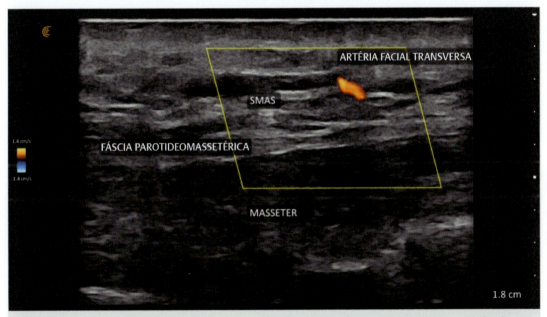

Fig. 3.31 Imagem obtida com uma sonda de 20 MHz em uma posição horizontal. Essa imagem mostra a artéria facial transversa perfurando o sistema musculoaponeurótico superficial (SMAS) para se tornar mais superficial em sua posição.

Anatomia em Camadas da Face Média

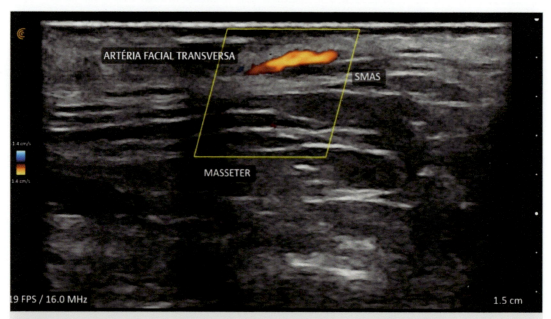

Fig. 3.32 Imagem obtida com uma sonda de 20 MHz na posição horizontal. Essa imagem mostra o aspecto superficial da artéria facial transversa na gordura subcutânea, superficial ao sistema musculoaponeurótico superficial (SMAS) na área submalar.

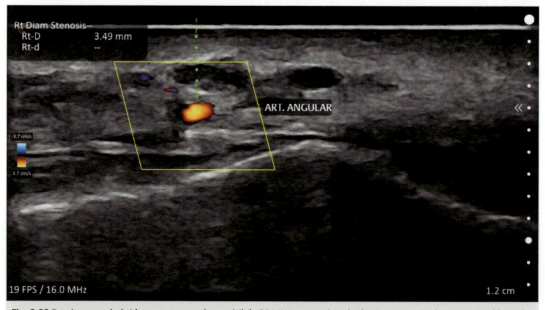

Fig. 3.33 Esta imagem é obtida com uma sonda portátil de 20 MHz em um ângulo de 45 graus apoiada na asa nasal lateral. A artéria angular é mostrada na área do espaço piriforme profundo. Normalmente, ela tem de 4 a 5 mm de profundidade nessa área. O ultrassom é fundamental para avaliar se há uma variante supraperiosteal, que é relatada em aproximadamente 2% dos casos na literatura.

3.7 Anatomia e Técnica de Ultrassom para o Terço Médio da Face e o Canal Lacrimal

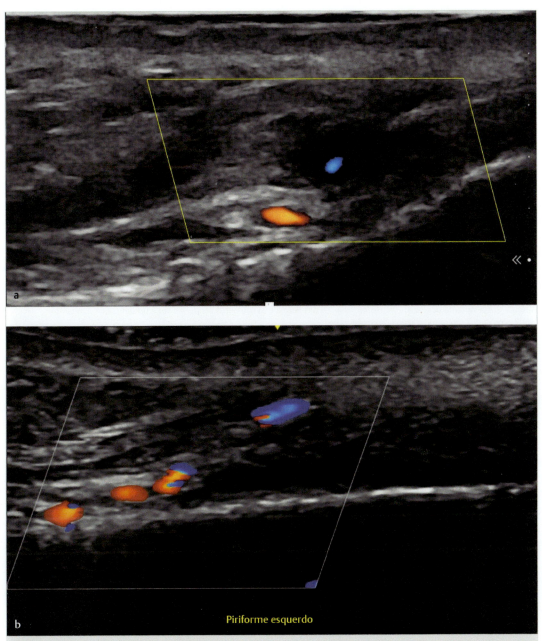

Fig. 3.34 (a) Configurações semelhantes às da imagem da ▶ Fig. 3.33. Essa imagem mostra uma variante da artéria angular com dois ramos na área do piriforme profundo. Isso ocorre em 9% dos indivíduos. Na experiência do autor, se houver dois (ou três) ramos, geralmente pelo menos um é supraperiosteal. (b) Imagem obtida com uma sonda de 20 MHz em orientação oblíqua próxima a borda alar. Há duas artérias angulares no espaço piriforme profundo com um ramo ao longo do periósteo e outro na camada SMAS.

Anatomia em Camadas da Face Média

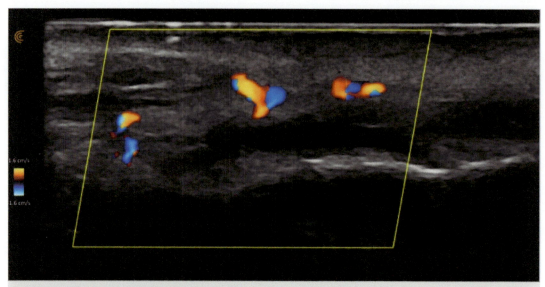

Fig. 3.35 Configurações semelhantes às da imagem da ▶ Fig. 3.33. Essa imagem mostra a variante de três ramos da artéria angular. Essa variante ocorre aproximadamente 1% das vezes, e as mulheres tendem a ter a tendência de apresentar múltiplos ramos em comparação com os homens.

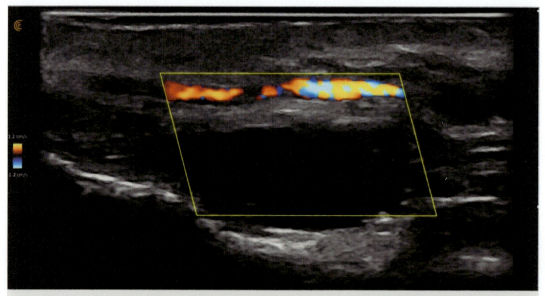

Fig. 3.36 Configurações semelhantes às da imagem da ▶ Fig. 3.33. A artéria angular é vista repousando sobre um *bolus* de preenchimento de ácido hialurônico colocado no espaço piriforme profundo. O *bolus* é colocado diretamente sobre o periósteo com uma agulha.

3.7 Anatomia e Técnica de Ultrassom para o Terço Médio da Face e o Canal Lacrimal

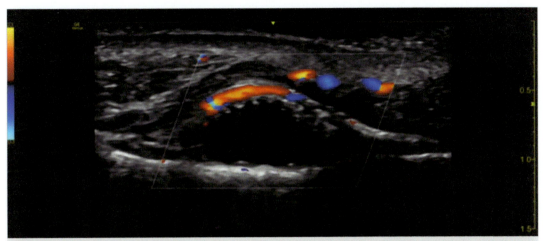

Fig. 3.37 Imagem obtida com uma sonda de 18 MHz a 45 graus contra a base alar. A artéria angular é deslocada pelo preenchimento de ácido hialurônico (HA) colocado no periósteo com injeção de agulha. Vários ramos da artéria angular estão presentes nesse indivíduo.

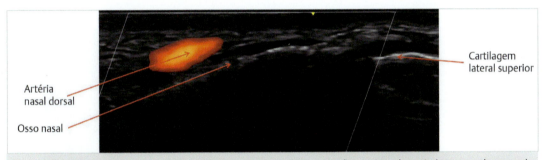

Fig. 3.38 Imagem obtida com uma sonda de 18 MHz em uma posição paramediana orientada verticalmente no dorso nasal. A artéria nasal dorsal normalmente corre em uma posição paramediana dentro do SMAS do nariz. Nesta imagem, a artéria não está sobre o periósteo, mas muito próxima. Mesmo que o injetor esteja colocando a agulha no osso, o bisel ainda pode estar dentro do vaso e não abaixo dele. Em um artigo de Alfershofer, Frank, Cotofana *et al.*, a artéria nasal dorsal estava sobre o periósteo em 16,7% no dorso nasal médio e em 1,7% no rádio nasal.

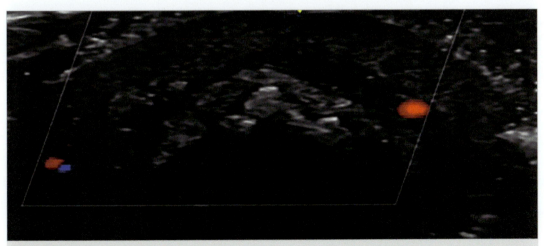

Fig. 3.39 Imagem obtida usando a sonda de 18 MHz na área da espinha nasal em uma posição horizontal. As artérias columelares são encontradas na posição paramediana.

77

Anatomia em Camadas da Face Média

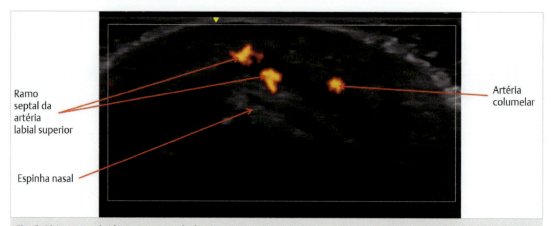

Fig. 3.40 Imagem obtida com uma sonda de 18 MHz em orientação horizontal sob o nariz na área da espinha nasal. O ramo septal da linha média da artéria labial superior é visualizado e está em risco durante injeções profundas nessa área. A artéria columelar é paramediana.

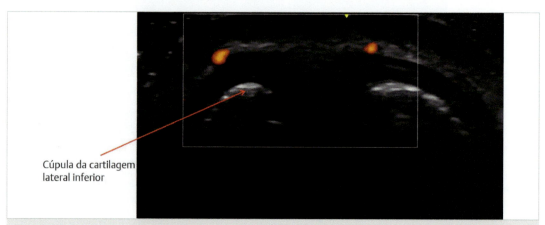

Fig. 3.41 Imagem obtida com uma sonda de 18 MHz em uma orientação horizontal na ponta nasal. As artérias provavelmente representam as artérias nasais dorsais, mas há uma anastomose das artérias nasais laterais, nasais dorsais e columelares na ponta. Essas artérias são quase uniformemente superficiais na ponta.

3.7 Anatomia e Técnica de Ultrassom para o Terço Médio da Face e o Canal Lacrimal

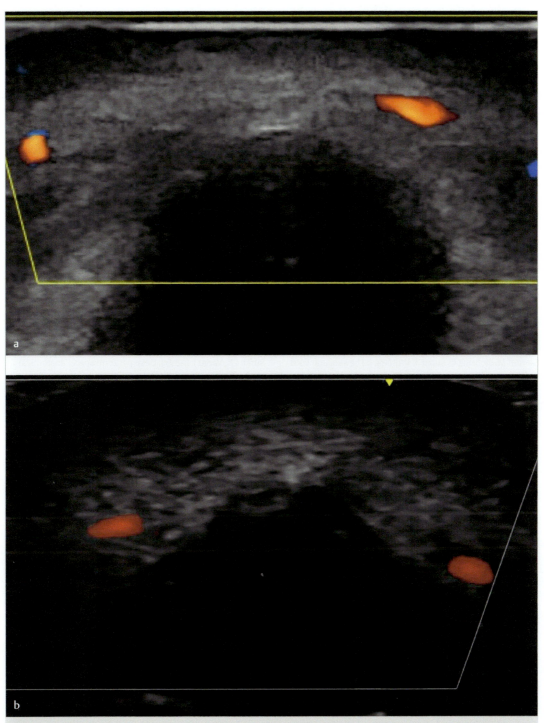

Fig. 3.42 (a, b) Imagem superior obtida usando uma sonda portátil de 20 MHz e imagem inferior com uma sonda de 18 MHz em uma orientação horizontal no dorso nasal médio. As artérias mostradas são as artérias nasais dorsais e estão na posição paramediana usual. É importante visualizar todo o dorso para identificar quaisquer artérias da linha média e suas profundidades.

Leituras Sugeridas

Alfertshofer MG, Frank K, Ehrl D, et al. The layered anatomy of the nose: an ultrasound-based investigation. Aesthet Surg J. 2022; (42)4, Pages 349–357

Beer GM, Manestar M, Mihic-Probst D. The causes of the nasolabial crease: a histomorphological study. Clin Anat. 2013; 26(2): 196–203

Cotofana S, Gotkin RH, Frank K, et al. The functional anatomy of the deep facial fat compartments: a detailed imaging-based investi- gation. Plast Reconstr Surg. 2019; 143(1):53–63

Cotofana S, Koban KC, Konstantin F, et al. The surface-volume coef- ficient of the superficial and deep facial fat compartments: a cadaveric three-dimensional volumetric analysis. Plast Reconstr Surg. 2019; 143(6):1605–1613

Desyatnikova S, Barrera P. High-resolution ultrasound for diagnosis and treatment of filler-related septal necrosis. Plastic & Recon- structive Surgery-Global Open. 2024; 12(2): e5630

Gelezhe P, Gombolevskiy V, Morozov S, et al. Three-dimensional description of the angular artery in the nasolabial fold. Aesthet Surg J. 2021; 41(6):697–704

Gierloff M, Stöhring C, Buder T, Gassling V, Açil Y, Wiltfang J. Aging changes of the midfacial fat compartments: a computed tomo- graphic study. Plast Reconstr Surg. 2012; 129(1):263–273

Gierloff M, Stöhring C, Buder T, Wiltfang J. The subcutaneous fat compartments in relation to aesthetically important facial folds and rhytides. J Plast Reconstr Aesthet Surg. 2012; 65 (10):1292–1297

Gombolevskiy V, Gelezhe P, Morozov S, Melnikov DV, et al. The Course of the Angular Artery in the Midface: Implications for Surgical and Minimally Invasive Procedures, Aesthet Surg J. 2021; 41(7):805–813

Karlin J, Vranis N, Dayan E, et al. Post-Hyaluronic Acid Recurrent Eyelid Edema: Pathophysiologic Mechanisms and a Proposed Treatment Protocol, Aesthet Surg J. Open Forum. 2023; (5):ojad102

Lamb J, Surek C. Facial Volumization: An Anatomic Approach. 1st ed. New York, NY: Thieme Medical Publishers; 2017

Lambros V. Facial aging: a 54-year, three-dimensional population study. Plast Reconstr Surg. 2020; 145(4):921–928

Lee W, Kim JS, Moon HJ, Yang EJ. A safe Doppler ultrasound-guided method for nasolabial fold correction with hyaluronic acid filler. Aesthet Surg J. 2021; 41(6):NP486–NP492

Mehta U, Fridirici Z. Advanced techniques in nonsurgical rhino- plasty. Facial Plast Surg Clin North Am. 2019; 27(3):355–365 Mowlds DS, Lambros V. Cheek volumization and the nasolabial fold. Plast Reconstr Surg. 2018; 141(5):1124–1129

Nanayakkara D, Peiris R, Mannapperuma N, Vadysinghe A. Mor- phometric Analysis of the Infraorbital Foramen: The Clinical Relevance. Anat Res Int. 2016:7917343

Schenck TL, Koban KC, Schlattau A, et al. The functional anatomy of the superficial fat compartments of the face: a detailed imaging study. Plast Reconstr Surg. 2018; 141(6):1351–1359

Siwetz M, Turnowsky N, Hammer N, Pretterklieber M, Wree A, Antipova V. A rare case of facial artery branching—a review of the literature and a case report with clinical implications. Medicina (Kaunas). 2021; 57(11):1172

Surek C. "Facial Anatomy for Filler Injection: The Superficial Muscu- loaponeurotic System (SMAS) Is Not Just for Facelifting" Clinics in Plastic Surgery. Editors Zins, Charafeddine. Philadelphia, PA. Elsevier

Surek CC, Beut J, Stephens R, Jelks G, Lamb J. Pertinent anatomy and analysis for midface volumizing procedures. Plast Reconstr Surg. 2015; 135(5):818e–829e

Surek C, Beut J, Stephens R, Lamb J, Jelks G. Volumizing viaducts of the midface: defining the Beut techniques. Aesthet Surg J. 2015; 35(2):121–134

Surek CK, Vargo J, Lamb J. Deep pyriform space: anatomical clarifi- cations and clinical implications. Plast Reconstr Surg. 2016; 138 (1):59–64

Tansatit T, Jitaree B, Uruwan S, Rungsawang C. Lower Nose arterial plexus and implications for safe filler injections. Plast Reconstr Surg. 2022 Nov 1;150(5):987e–992e

Wan D, Amirlak B, Giessler P, et al. The differing adipocyte mor- phologies of deep versus superficial midfacial fat compart- ments: a cadaveric study. Plast Reconstr Surg. 2014; 133(5): 615e–622e

Walker L, Cetto R. Facial Ageing and Injection Anatomy. 1st ed. UK Book Publishing; 2021

Wong CH, Hsieh MKH, Mendelson B. The tear trough ligament: anatomical basis for the tear trough deformity. Plast Reconstr Surg. 2012; 129(6):1392–1402

Yang HM, Lee JG, Hu KS, et al. New anatomical insights on the course and branching patterns of the facial artery: clinical implications of injectable treatments to the nasolabial fold and nasojugal groove. Plast Reconstr Surg. 2014; 133(5):1077–1082

Capítulo 4

Anatomia em Camadas da Parte Inferior da Face

4.1 Lábio Superior e Inferior   83

4.2 Linha Anterior da Mandíbula (Queixo, Pré-Jugal, Marionete)   83

4.3 Linha Posterior da Mandíbula   86

4.4 Anatomia e Técnica de Ultrassom para a Parte Inferior da Face   96

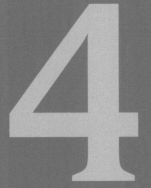

4 Anatomia em Camadas da Parte Inferior da Face

Resumo

A face inferior contém os compartimentos de gordura do queixo lateral e medial profundos, o ligamento platisma mandibular (PML) e o ligamento de retenção osteocutâneo mandibular (MOCL), além dos componentes anatômicos dos lábios superior e inferior. Este capítulo descreverá as camadas tridimensionais da face inferior, delineando possíveis alvos para procedimentos de injeção, bem como a anatomia vascular dessa região relevante para o injetor clínico. As descrições anatômicas são complementadas por imagens detalhadas de ultrassom e pérolas técnicas para a obtenção de imagens da anatomia da face inferior

Palavras-chave: Músculo platisma, músculo depressor *anguli* oris, compartimento de gordura lateral profundo do queixo, compartimento de gordura medial profundo da bochecha, ligamento mandibular platisma, ligamento osteocutâneo mandibular, músculo *mentalis*, ligamento labiomandibular

4.1 Lábio Superior e Inferior

O lábio superior cutâneo e o vermelhão seco são divididos pela "linha branca", também conhecida como junção cutâneo-vermelhão. A linha branca é formada pela inserção do folheto *pars marginalis* do músculo orbicular do olho. Embriologicamente, o lábio superior é formado por dois tubérculos laterais e um central. O lábio inferior não contém um tubérculo central, mas é formado pela fusão de dois tubérculos laterais na linha média. Pesquisas recentes demonstraram a compartimentalização do lábio.

A artéria facial surge do pescoço pelo entalhe antegonial anterior ao músculo masseter. O primeiro ramo da artéria facial acima da borda mandibular é a artéria labial inferior (ILA). A ILA apresenta variações em seus padrões e pode-se deslocar até o vermelhão do lábio inferior ou até a prega mental. A ILA geralmente se desloca em uma profundidade dentro ou logo abaixo do lábio inferior e da musculatura do queixo.

A artéria facial continua superiormente e, em geral, percorre aproximadamente 1,5 cm lateral à comissura oral. A artéria labial superior (SLA) é o próximo ramo da artéria facial e, inicialmente, percorre a parte superior da linha branca e, em seguida, cruza por baixo da linha branca a uma profundidade de aproximadamente 3 cm em direção ao tubérculo central do lábio superior. A SLA termina como o ramo filtral, eventualmente seguindo superiormente até a columela do nariz. O local mais comum de profundidade dos vasos labiais é a profundidade do músculo orbicular; entretanto, há variações em que a artéria pode se deslocar intramuscular ou superficialmente ao músculo (▶ Fig. 4.1, ▶ Fig. 4.2, ▶ Fig. 4.3, ▶ Fig. 4.4).

4.2 Linha Anterior da Mandíbula (Queixo, Pré-Jugal, Marionete)

A camada profunda (sistema musculoaponeurótico subsuperficial [subSMAS]) no sulco pré-jugal contém o compartimento de gordura lateral profunda do queixo. Esse compartimento de gordura é limitado superiormente pelo ligamento osteocutâneo mandibular (MOCL) e inferiormente pelo ligamento platisma mandibular (PML). O depressor angular da boca (DAO) é superficial ao compartimento de gordura lateral profundo do queixo (▶ Fig. 4.5, ▶ Fig. 4.6).

A transição labiomandibular é um conjunto de septações que se deslocam do DAO para a pele, formando o marco topográfico intitulado sulco da marionete. Isso marca uma transição do compartimento de gordura da papada e da gordura superficial perioral. Uma estrutura análoga ao sulco da marionete é o sulco nasolabial. Em outras palavras, pode-se considerar a transição labiomandibular e o sulco da marionete como o "sulco nasolabial" do lábio inferior e da região pré-jugal.

A descida dos compartimentos de gordura superficial e a deflação dos compartimentos de gordura profunda, combinadas com o aumento da frouxidão do tecido mole ao longo do tempo, levam a um aprofundamento do sulco da marionete com a idade. Isso também cria uma tensão muscular "dinâmica" na comissura oral e nas estruturas periorais que podem ser visíveis em várias fases da animação perioral, incluindo o sorriso e o franzir de lábios. O compartimento de gordura lateral profundo do queixo é um alvo adequado para a correção da cavidade pré-palpebral. A subcisão ou a liberação descontínua da aderência labiomandibular também pode ajudar a suavizar uma sombra de marionete áspera ou profunda, diminuir a tensão nas comissuras orais viradas para baixo e criar uma abertura de tecido para a colocação de produto de preenchimento entre o DAO e a pele para volumização. Os autores sugerem que, ao usar um preenchedor de ácido hialurônico nesse local, selecione-se uma reologia que complemente o movimento dinâmico na região (▶ Fig. 4.7, ▶ Fig. 4.8, ▶ Fig. 4.9, ▶ Fig. 4.10).

Anatomia em Camadas da Parte Inferior da Face

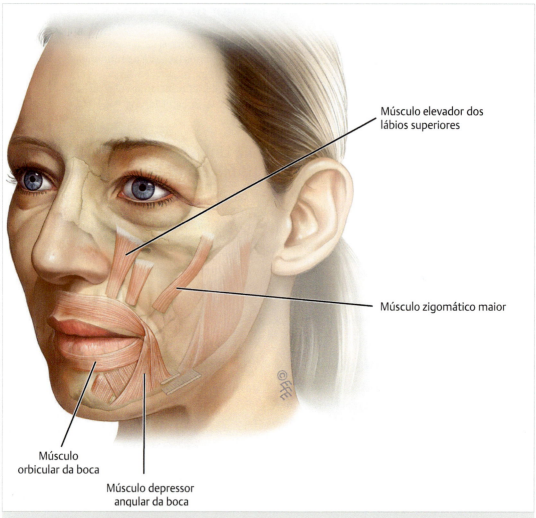

Fig. 4.1 Ilustração anatômica da arquitetura do sistema musculoaponeurótico superficial (SMAS) e dos músculos da expressão facial. © Dr. Levent Efe, CMI.

> **Ponto-Chave**
>
> O compartimento de gordura lateral profunda do queixo é um bom alvo para a volumização do sulco pré-palpebral em pacientes com cavidade pré-palpebral. A subcisão superficial da adesão labiomandibular pode suavizar o sulco da marionete, diminuir a tensão dinâmica na subunidade perioral do lábio inferior e criar um espaço de tecido para a deposição de produtos de preenchimento adequados.

A camada profunda (subSMAS) no queixo contém o compartimento de gordura medial profunda do queixo, que sofre esvaziamento com a idade, semelhante aos outros compartimentos de gordura profunda na face. Uma importante estrutura vascular nessa camada do queixo é a artéria submental. A artéria submentoniana ramifica-se da artéria facial inferior à mandíbula e, em seguida, passa pelo periósteo do mento a aproximadamente 6 mm da linha média. A artéria mental ascendente pode ter ramos profundos e superficiais, que podem se anastomosar com a vasculatura labial inferior. Além disso, as artérias mentoniana ascendente e lingual têm anastomoses direta uma com a outra; portanto, oclusões vasculares ou espasmos da artéria mentoniana ascendente podem-se manifestar como sequelas clínicas na língua ipsilateral.

4.2 Linha Anterior da Mandíbula (Queixo, Pré-Jugal, Marionete)

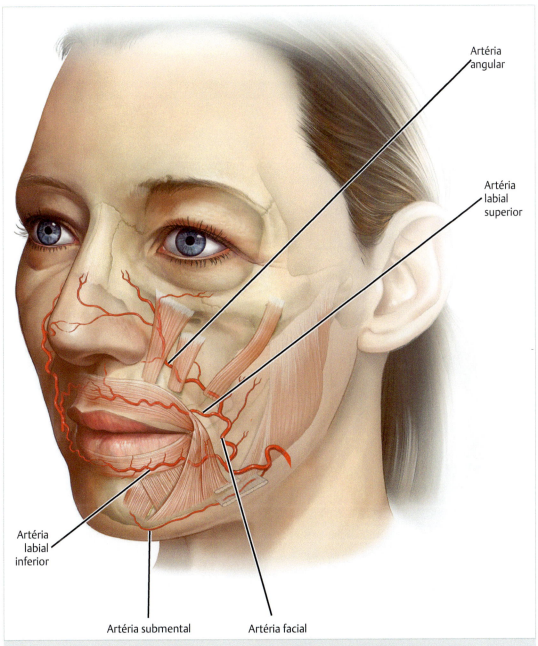

Fig. 4.2 Ilustração anatômica da artéria facial e seus padrões de ramificação associados. © Dr. Levent Efe, CMI.

O músculo mentoniano fica superficialmente ao compartimento de gordura medial profunda do queixo. Com o passar do tempo, a reabsorção óssea e o esvaziamento da gordura profunda levam a um suporte insuficiente do músculo mentoniano em forma de leque, o que aumenta a tensão muscular sobre o músculo. Isso é comumente chamado de "tensão do músculo mentoniano" e pode-se manifestar como covinhas na pele sobre o músculo, onde as fibras em forma de leque do músculo se inserem na pele. Essas fibras musculares também contribuem para a formação da prega labiomental (também conhecida como prega mental) (▶ Fig. 4.11).

Anatomia em Camadas da Parte Inferior da Face

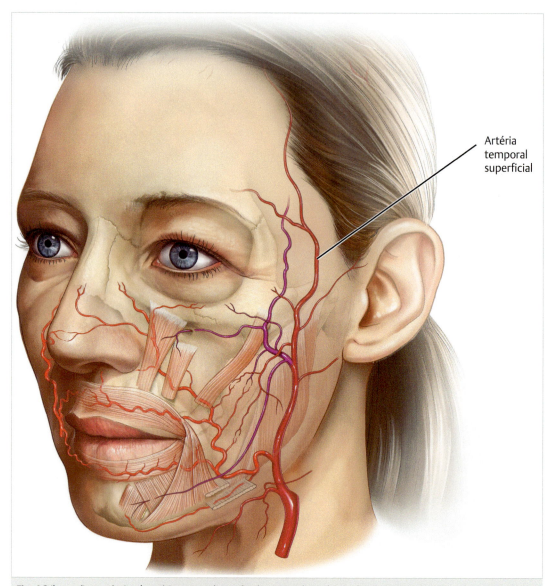

Fig. 4.3 Ilustração anatômica da artéria temporal superficial e seus padrões de ramificação associados. © Dr. Levent Efe, CMI.

Ponto-Chave

A "tensão do músculo mentoniano" pode ser frequentemente causada pela falta de suporte ósseo profundo e do compartimento de gordura do músculo mentoniano. Ao observar clinicamente a tensão do músculo mentoniano, considere a possibilidade de restaurar o suporte profundo do músculo com volumização direcionada para o compartimento de gordura medial profunda do queixo.

4.3 Linha Posterior da Mandíbula

O ramo e o corpo da mandíbula são a camada mais profunda da linha posterior da mandíbula. A próxima camada é o músculo masseter, que contém uma faixa muscular que envolve a borda inferior da mandíbula, intitulada faixa pterigomassetérica. As injeções de preenchimento profundo nessa região, visando ao periósteo da mandíbula, geralmente residem nos limites do músculo masseter e da faixa pterigomassetérica.

4.3 Linha Posterior da Mandíbula

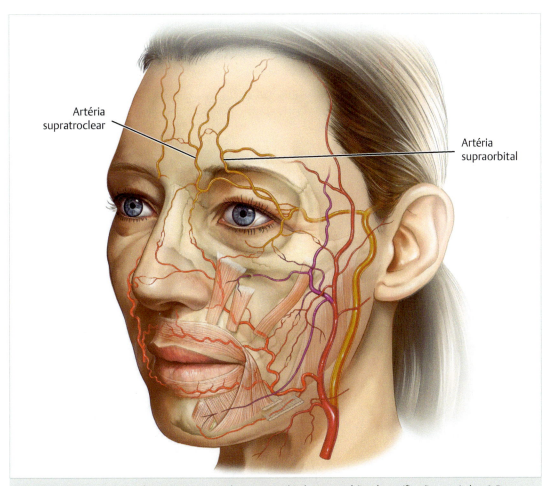

Fig. 4.4 Ilustração anatômica das artérias supratroclear e supraorbital e seus padrões de ramificação associados. © Dr. Levent Efe, CMI.

Superficialmente ao músculo masseter encontra-se a glândula parótida, que é coberta pela cápsula parotídea. O músculo platisma segue superficialmente à cápsula parotídea, unindo-se ao SMAS na face. Superficialmente ao platisma e ao SMAS está o compartimento de gordura lateral superficial da bochecha. Esse compartimento fibrogorduroso pode servir como um alvo adequado para injeções superficiais (supra-SMAS) para esculpir e contornar a linha posterior da mandíbula (▶ Fig. 4.12).

Anatomia em Camadas da Parte Inferior da Face

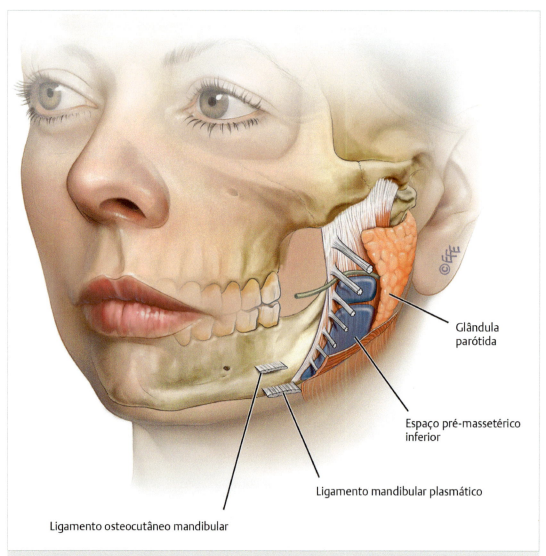

Fig. 4.5 Ilustração anatômica da linha da mandíbula, sulco pré-jugal e marionete demonstrando a glândula parótida, o espaço pré-massetérico inferior e os ligamentos de retenção massetéricos. Observe o ligamento de retenção osteocutâneo mandibular e o ligamento de retenção mandibular platismal, que formam os limites superior e inferior do sulco pré-jugal (também conhecido como compartimento de gordura lateral profunda do queixo). © Dr. Levent Efe, CMI.

4.3 Linha Posterior da Mandíbula

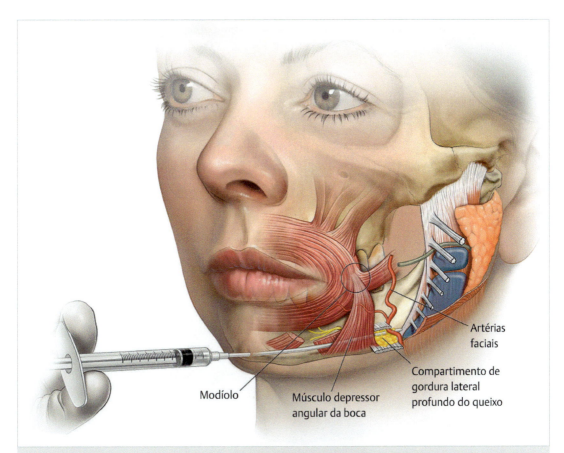

Fig. 4.6 Ilustração anatômica do sulco pré-jugal e da marionete demonstrando a artéria facial descendo pelo entalhe antegonial e correndo dentro do depressor angular da boca (DAO), que é sinônimo de sistema musculoaponeurótico superficial (SMAS). O compartimento de gordura lateral profunda do queixo fica entre o ligamento mandibular platismal (PML) e o ligamento osteocutâneo mandibular (MOCL). © Dr. Levent Efe, CMI.

Anatomia em Camadas da Parte Inferior da Face

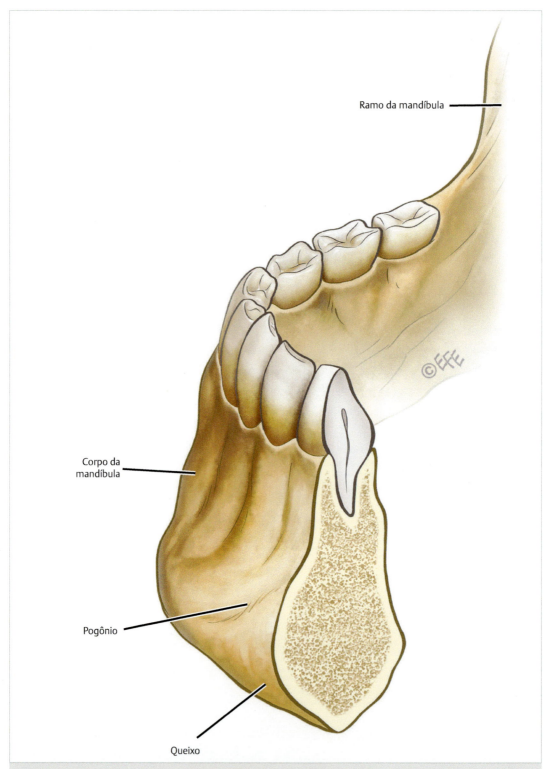

Fig. 4.7 Ilustração anatômica da linha anterior da mandíbula e do queixo demonstrando o corpo mandibular, o mento e a dentição. © Dr. Levent Efe, CMI.

4.3 Linha Posterior da Mandíbula

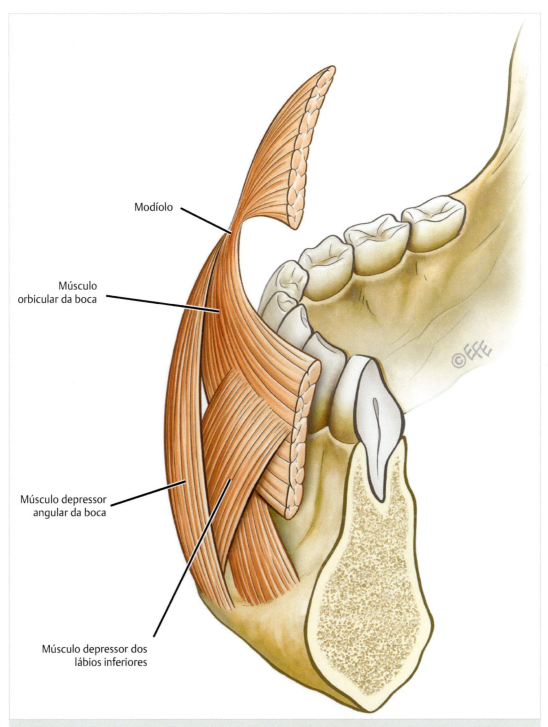

Fig. 4.8 Ilustração anatômica dos músculos da linha anterior da mandíbula, incluindo o *mentalis*, o depressor dos lábios inferiores, o depressor angular da boca, o orbicular da boca e o modíolo. © Dr. Levent Efe, CMI.

Anatomia em Camadas da Parte Inferior da Face

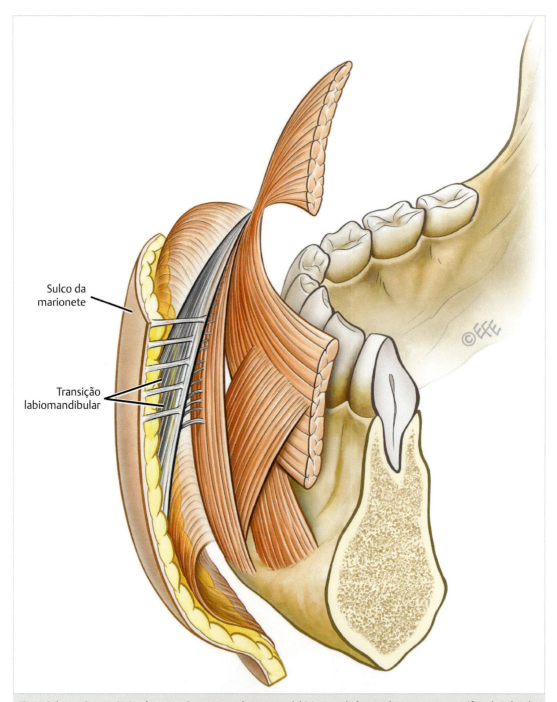

Fig. 4.9 Ilustração anatômica das septações entre os depressores labiais e a pele formando o marco topográfico do sulco da marionete. © Dr. Levent Efe, CMI.

4.3 Linha Posterior da Mandíbula

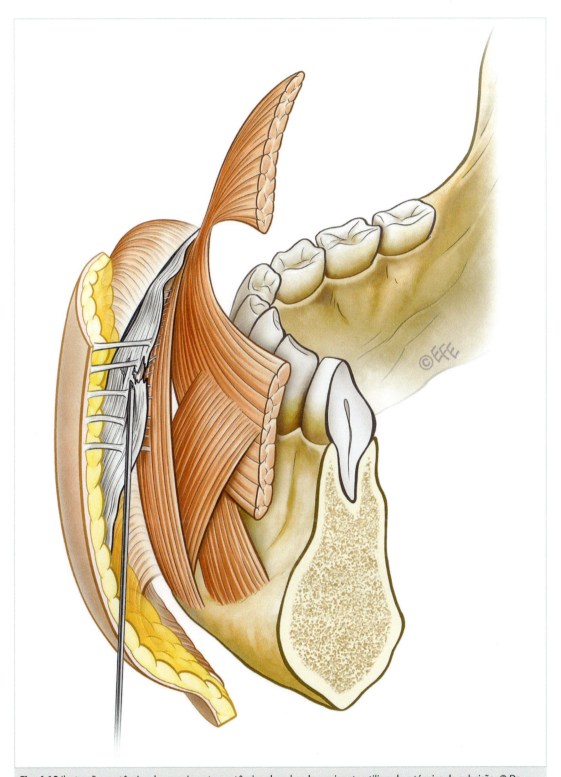

Fig. 4.10 Ilustração anatômica do rompimento anatômico do sulco da marionete utilizando a técnica de subcisão. © Dr. Levent Efe, CMI.

Anatomia em Camadas da Parte Inferior da Face

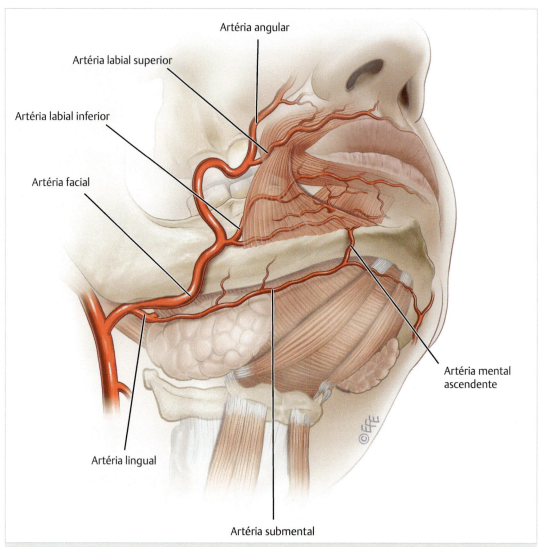

Fig. 4.11 Ilustração anatômica da vasculatura da linha anterior da mandíbula, marionete e queixo. A artéria mental ascendente compartilha um tronco arterial comum com a artéria lingual. Pode haver conexão anastomótica vascular entre a artéria labial inferior e as artérias mentais ascendentes. A artéria mental ascendente geralmente percorre a linha paramidal do mento. © Dr. Levent Efe, CMI.

4.3 Linha Posterior da Mandíbula

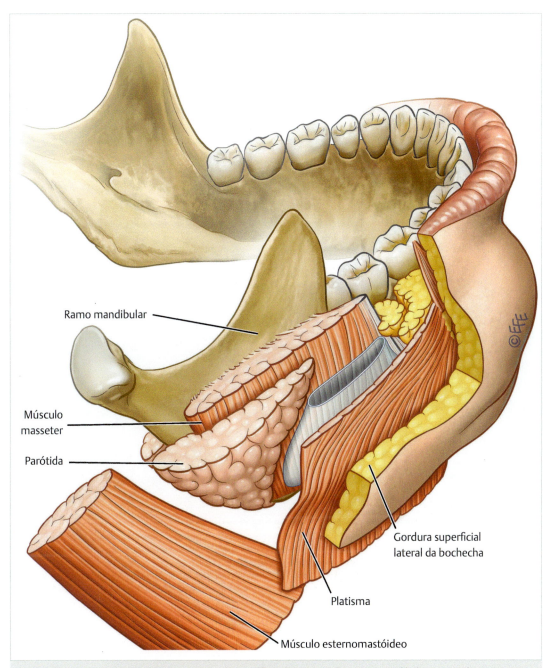

Fig. 4.12 Ilustração anatômica da linha posterior da mandíbula demonstrando o ramo mandibular, o músculo masseter, a glândula parótida e a cápsula, o músculo platisma e a gordura lateral superficial da bochecha. © Dr. Levent Efe, CMI.

4.4 Anatomia e Técnica de Ultrassom para a Parte Inferior da Face

Na parte inferior da face, as imagens de ultrassom demonstram a anatomia vascular altamente variável das artérias labiais superior e inferior e das artérias angulares. Há vários padrões repetidos, como a relação da artéria facial lateral ao músculo DAO e o forame mental profundo ao DAO. As artérias labiais são altamente variáveis, situando-se profundamente, dentro ou superficialmente ao músculo orbicular da boca, sendo a labial inferior mais tortuosa e menos previsível. Os ramos ascendentes da artéria submental podem ser de baixo fluxo e ter menos de 1 mm de diâmetro; portanto, o ganho deve ser aumentado e a escala de velocidade reduzida para melhor visualização. Muitas vezes, o *Power Doppler* é o melhor modo a ser usado nesses vasos (▶ Fig. 4.13, ▶ Fig. 4.14, ▶ Fig. 4.15, ▶ Fig. 4.16, ▶ Fig. 4.17, ▶ Fig. 4.18, ▶ Fig. 4.19, ▶ Fig. 4.20, ▶ Fig. 4.21, ▶ Fig. 4.22, ▶ Fig. 4.23, ▶ Fig. 4.24, ▶ Fig. 4.25, ▶ Fig. 4.26, ▶ Fig. 4.27, ▶ Fig. 4.28, ▶ Fig. 4.29, ▶ Fig. 4.30, ▶ Fig. 4.31, ▶ Fig. 4.32, ▶ Fig. 4.33, ▶ Fig. 4.34, ▶ Fig. 4.35, ▶ Fig. 4.36, ▶ Fig. 4.37, ▶ Fig. 4.38, ▶ Fig. 4.39).

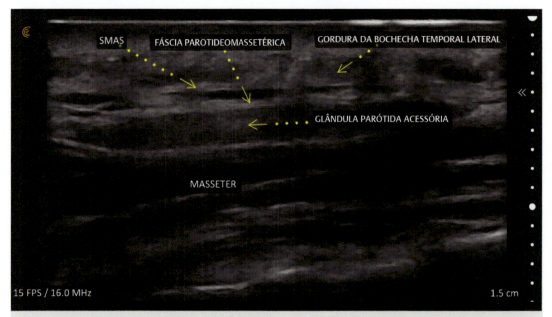

Fig. 4.13 Imagem obtida com uma sonda portátil de 20 MHz em uma posição horizontal. Uma glândula parótida acessória está localizada anteriormente à glândula parótida, próxima ao curso do ducto parotídeo no aspecto lateral do masseter. A fáscia parotideomassetérica cobre a parótida e o masseter e é considerada "fáscia profunda" e insere-se superiormente na borda inferior do arco zigomático. Uma camada fascial mais superficial é o sistema musculoaponeurótico superficial (SMAS). Superficialmente ao SMAS está a gordura lateral da bochecha (gordura temporal lateral da bochecha). A incidência de uma glândula parótida acessória varia de 7,5 a 56%.

4.4 Anatomia e Técnica de Ultrassom para a Parte Inferior da Face

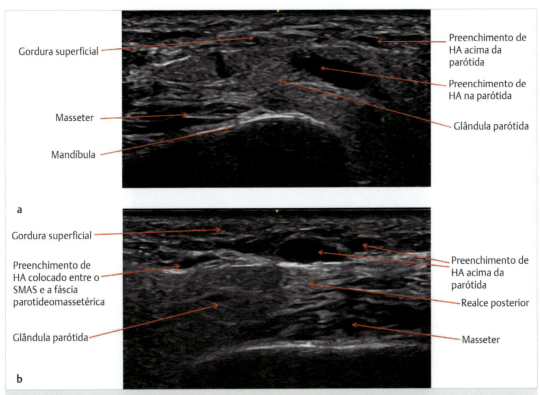

Fig. 4.14 (**a**) Imagem obtida com uma sonda de 18 MHz em posição horizontal na área pré-auricular. Essa imagem mostra o preenchimento de ácido hialurônico (HA) dentro da glândula parótida e o preenchimento de HA superficial à glândula. As injeções na área submalar e pré-auricular devem ser colocadas nessa camada de gordura superficial para evitar complicações na parótida. (**b**) Imagem obtida com a sonda de 18 MHz em orientação horizontal na área pré-auricular. Há preenchimento de HA entre as duas camadas fasciais no lado esquerdo da imagem. No lado direito da imagem, há HA colocado na gordura subcutânea e no plano preferido pelos autores (SW e CS). O realce posterior é um artefato comumente visto posterior a uma bolsa de HA.

Anatomia em Camadas da Parte Inferior da Face

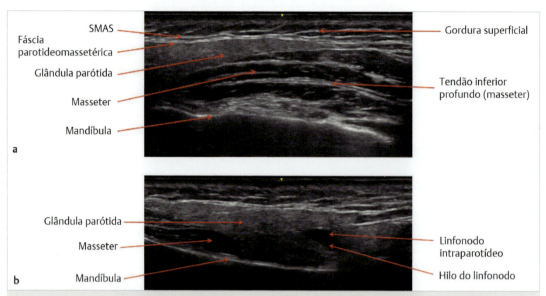

Fig. 4.15 (a) Imagem obtida com uma sonda de 20 MHz em posição horizontal na área pré-auricular. A gordura superficial nessa área é o alvo preferido de preenchimento pelos autores (SW e CS). É um espaço pequeno que pode medir de 1 a 3 mm de profundidade. As injeções podem entrar inadvertidamente na parótida perfurando o SMAS e a fáscia parotideomassetérica com pouco ou nenhum desconforto para o paciente durante o procedimento. Como resultado, podem ocorrer complicações como inchaço, dor, infecção e sialocele. (b) Imagem obtida com uma sonda de 20 MHz em orientação vertical na área pré-auricular direita. Um linfonodo é encontrado na parótida como uma estrutura hipoecoica (o preenchimento de HA é anecoico). Ele também tem um hilo distinto, uma estrutura isoecoica que é onde os vasos, inclusive os vasos linfáticos, drenam da medula do linfonodo. O *Power Doppler* pode ser usado para ver a vascularização do hilo.

4.4 Anatomia e Técnica de Ultrassom para a Parte Inferior da Face

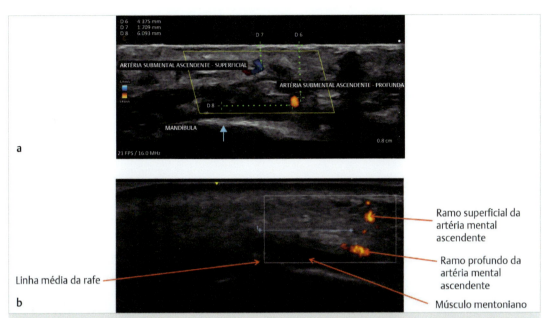

Fig. 4.16 (a) Imagem obtida com uma sonda de 20 MHz em uma posição horizontal no lado esquerdo. A artéria submental surge da artéria facial abaixo da borda mandibular. Ela se desloca medialmente e cruza a borda paramedialmente, em uma média de 6 mm (D 8) da linha média (seta azul). Geralmente, há uma artéria submental ascendente superficial e uma profunda (também chamada de artéria mental ascendente). Essa artéria se anastomosa com a artéria mental, labial inferior e com a artéria lingual por meio da artéria sublingual. Há casos de oclusões da hemilíngua devido a injeções de preenchimento no queixo. (b) Imagem obtida com uma sonda de 20 MHz na orientação horizontal usando o modo *Power Doppler*. Nesse paciente, o ramo profundo da artéria mental ascendente está a 9 mm da linha média, com o ramo superficial ligeiramente mais lateral. O *Power Doppler* é o modo de escolha para essa artéria de baixo fluxo (SW).

Anatomia em Camadas da Parte Inferior da Face

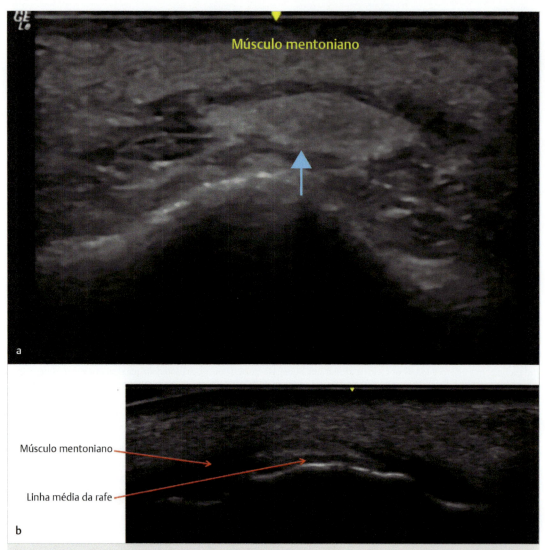

Fig. 4.17 (**a**) Imagem obtida com uma sonda de 18 MHz na posição horizontal. O mentoniano é um músculo da linha média que tem um espessamento tendíneo na linha média em sua origem, o que pode causar desconforto ao paciente durante o aumento do preenchimento com cânula. A inserção do músculo mentoniano está no sulco mentolabial (sulco do queixo). (**b**) Imagem obtida com uma sonda de 20 MHz em uma orientação horizontal sobre o queixo. A rafe da linha média pode ser vista com o músculo mentoniano em cada lado dela.

4.4 Anatomia e Técnica de Ultrassom para a Parte Inferior da Face

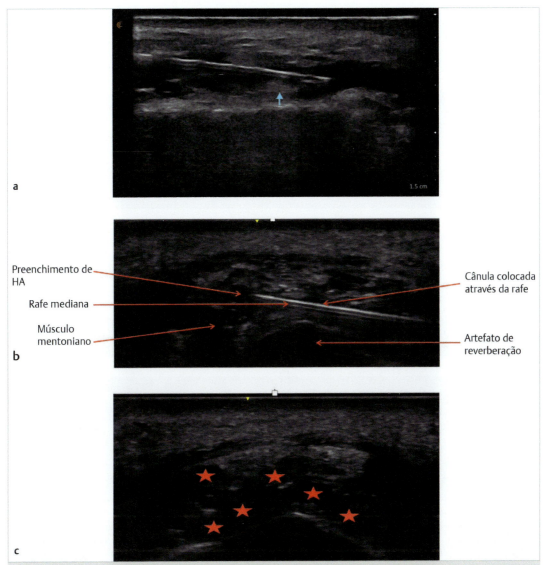

Fig. 4.18 (**a**) Imagem obtida usando uma sonda de 20 MHz na posição horizontal. A cânula é vista atravessando a fixação tendínea da linha média do músculo mentoniano (seta azul) e injetando preenchimento de ácido hialurônico (HA) ao longo do periósteo. (**b**) Imagem obtida com a sonda de 18 MHz na orientação horizontal sobre o queixo. A cânula é vista passando pela rafe mediana do queixo. Essa técnica é o método preferido do autor (SW) por seus aspectos de segurança. Essa técnica também limita o refluxo do preenchimento ao longo da cânula. (**c**) A imagem mostra os resultados da técnica da cânula com as estrelas representando o preenchimento de HA. O artefato de reverberação é visto posteriormente a uma cânula ou agulha e pode ser usado pelo injetor como um meio de "encontrar" a cânula/agulha durante as injeções guiadas.

Anatomia em Camadas da Parte Inferior da Face

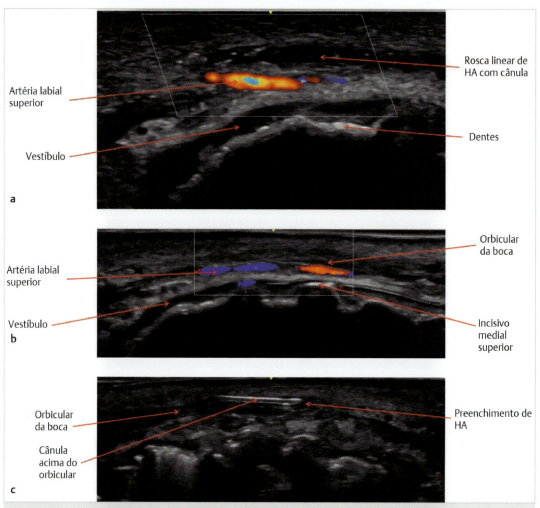

Fig. 4.19 (a) A imagem é obtida usando uma sonda de 18 MHz em uma orientação horizontal no lábio superior. Isso ocorre imediatamente após a colocação do preenchedor com cânula na submucosa, superficial à artéria labial superior. O vestíbulo anecoico é frequentemente confundido com o músculo orbicular da boca, mas pode ser discernido dele se o paciente colocar a língua entre os dentes e o lábio. (b) Imagem obtida usando uma sonda de 18 MHz em uma posição horizontal no lábio superior. A artéria labial superior está em sua posição típica, logo abaixo do músculo orbicular da boca. O lábio superior e o inferior podem ser diferenciados pelo tamanho dos incisivos mediais, sendo que os dentes superiores são maiores. (c) Imagem obtida com uma sonda de 18 MHz em uma posição horizontal no lábio inferior. A cânula é vista superficialmente ao músculo orbicular da boca. Observe que os incisivos mediais são menores do que os incisivos mediais superiores.

4.4 Anatomia e Técnica de Ultrassom para a Parte Inferior da Face

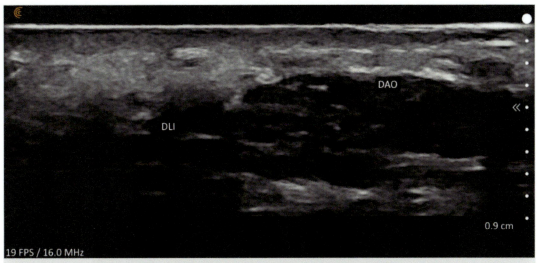

Fig. 4.20 Imagem obtida com uma sonda portátil de 20 MHz em posição horizontal no lado esquerdo da face. Essa imagem mostra a relação entre o depressor angular da boca (DAO) e o depressor do lábio inferior (DLI). O DAO é lateral e superficial ao DLI. O DAO está sofrendo contração nesta imagem (franzindo a testa). O DAO é um músculo maior do que o DLI. É importante observar que os dois músculos se sobrepõem e, para evitar a disseminação inadvertida de neurotoxina para o DLI ao injetar o músculo DAO, recomenda-se injetar o DAO inferiormente, lateralmente e superficialmente. A origem do DAO é imediatamente anterior ao músculo masseter.

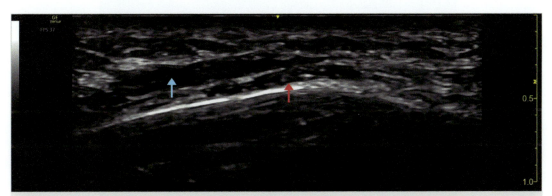

Fig. 4.21 Imagem obtida com uma sonda de 18 MHz no plano horizontal do lado esquerdo. O músculo depressor angular da boca (DAO) (seta azul) é visto como um músculo mais espesso que fica superficialmente ao músculo *depressor labii inferioris* (DLI). Observe que a sobreposição dos dois músculos coloca o DLI em risco durante as injeções de neurotoxina. Essa sobreposição é variável e pode ser quase a metade do DAO. A espessura dos dois músculos também é variável e parece ser menor nos pacientes mais jovens (este paciente tem 19 anos de idade).

Anatomia em Camadas da Parte Inferior da Face

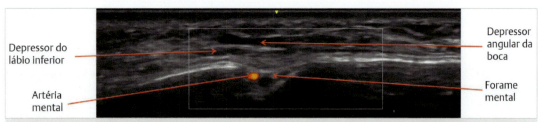

Fig. 4.22 Imagem obtida com uma sonda de 20 MHz em uma posição horizontal na área da marionete esquerda. Visível na imagem está a artéria mental dentro do forame mental. Há uma sobreposição significativa dos músculos depressor inferior do lábio (DLI) e depressor angular da boca (DAO) nessa imagem. A sobreposição desses dois músculos coloca o DLI em risco durante as injeções no DAO. A técnica de injeção preferida do autor (SW) é injetar o DAO lateralmente, inferiormente e superficialmente para evitar a propagação para o DLI. Observe que o DAO é um músculo maior do que o músculo DLI.

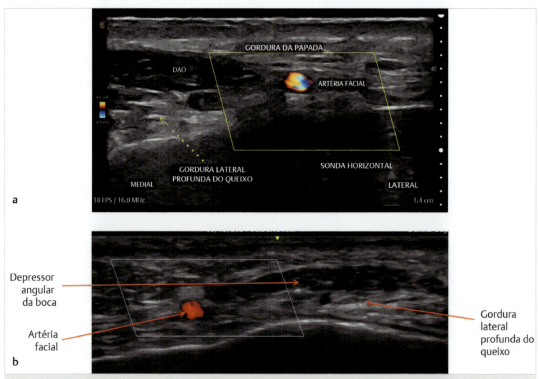

Fig. 4.23 (a) Imagem obtida com uma sonda horizontal portátil de 20 MHz, lado esquerdo. Essa imagem mostra a relação constante da artéria facial situada lateralmente ao músculo depressor angular da boca (DAO). Superficial e lateral ao DAO está a gordura da papada (coxim adiposo superficial). Na parte profunda do DAO está a gordura lateral profunda do queixo. **(b)** Imagem obtida com uma sonda de 20 MHz em orientação horizontal na área da marionete à direita do paciente. A artéria facial é vista logo após o DAO, e a gordura lateral profunda do queixo é profunda ao DAO.

4.4 Anatomia e Técnica de Ultrassom para a Parte Inferior da Face

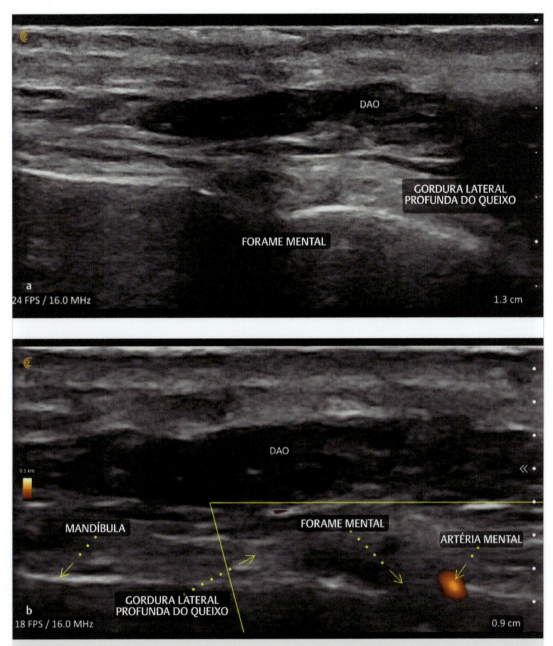

Fig. 4.24 (a, b) Imagem obtida com uma sonda de 20 MHz na posição horizontal. O depressor angular da boca (DAO) é um ponto de referência de ultrassom bastante distinto. Na profundidade do DAO está a gordura lateral profunda do queixo e o forame mental. Dentro do forame mental estão a artéria e o nervo mentais. A artéria mental é geralmente difícil de ser visualizada, portanto, o modo Power Doppler é frequentemente necessário. O forame mental pode ser rapidamente identificado procurando-se uma descontinuidade na mandíbula.

Anatomia em Camadas da Parte Inferior da Face

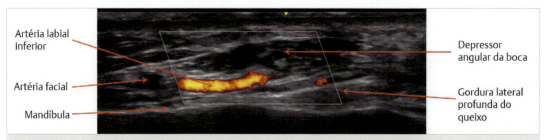

Fig. 4.25 Imagem obtida com uma sonda de 20 MHz em posição horizontal na área da marionete. A artéria labial inferior é profunda (ILA) para o depressor angular da boca (DAO) e pode ser encontrada tão baixo quanto a prega mental. Ocasionalmente, há uma artéria variante chamada artéria labiomental, que é um ramo da artéria facial que sai antes da ILA. O compartimento de gordura lateral profunda do queixo é sempre profundo ao depressor angular da boca (DAO) e é parcialmente responsável pela perda de volume no sulco da marionete.

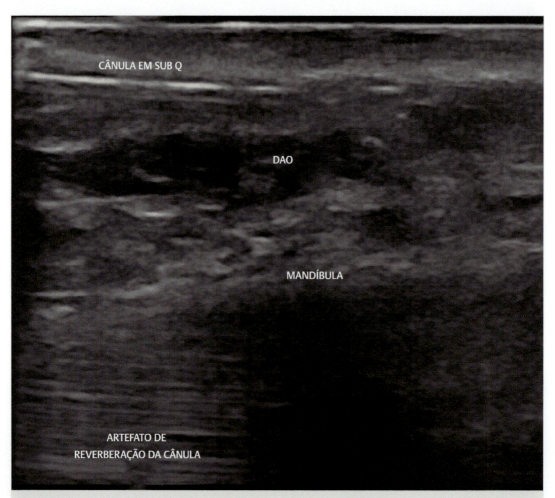

Fig. 4.26 Imagem obtida com uma sonda portátil de 20 MHz. Uma cânula é colocada entre o músculo depressor angular da boca (DAO) e a derme para subcisão do ligamento labiomandibular, que surge do DAO e liga-se à pele. Isso libera o ligamento e melhora a depressão da marionete. O artefato de reverberação é causado pela reverberação da onda sonora dentro do lúmen da cânula e pode ser usado para ajudar a identificar onde a agulha/cânula está durante as injeções guiadas.

4.4 Anatomia e Técnica de Ultrassom para a Parte Inferior da Face

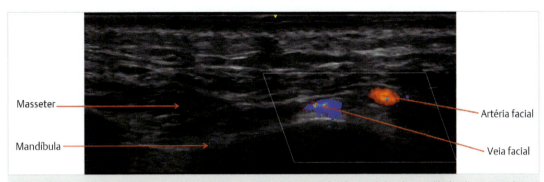

Fig. 4.27 Imagem obtida com uma sonda de 20 MHz em posição horizontal ao longo da borda mandibular direita usando o modo Doppler colorido. Relação entre a artéria facial (vermelha) e a veia facial (azul) no entalhe antegonial. A veia é posterior à artéria nessa imagem da face inferior direita. Deve-se ter cuidado ao visualizar a veia facial para aplicar o mínimo de pressão com a sonda, e é aconselhável usar um *offset* com bastante gel durante a geração de imagens.

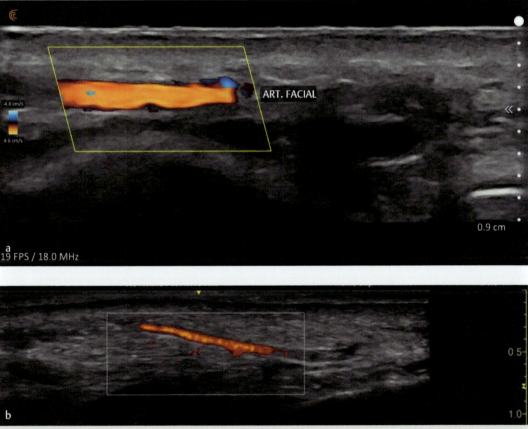

Fig. 4.28 (a) Imagem obtida usando uma sonda portátil de 20 MHz na posição vertical, Doppler colorido. Essa imagem mostra a artéria facial percorrendo superiormente a partir do entalhe antegonial em direção à comissura oral. A artéria desloca-se na camada do sistema musculoaponeurótico superficial (SMAS) nessa área e normalmente tem de 4 a 5 mm de profundidade. Essa é uma artéria de alta velocidade; portanto, a escala de velocidade deve ser ajustada para cima para evitar irregularidades. A artéria pode ser muito tortuosa nessa área e é difícil capturar toda sua extensão em uma única imagem. (b) Imagem obtida com uma sonda de 20 MHz alinhada com o sulco nasolabial. Observe que a profundidade da artéria angular é variável e torna-se mais superficial à medida que avança superiormente neste paciente. Ela corre o risco de sofrer oclusão vascular durante injeções no sulco nasolabial, especialmente, com o uso de agulhas.

Anatomia em Camadas da Parte Inferior da Face

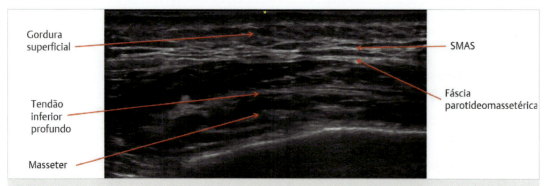

Fig. 4.29 Imagem obtida com uma sonda de 20 MHz em orientação horizontal na linha média da mandíbula. O tendão inferior profundo (DIT) divide o masseter em um componente superficial e profundo. Foi descrito que o masseter precisa ser injetado em ambas as camadas (acima e abaixo do DIT) para evitar abaulamento paradoxal após a colocação da neurotoxina. A recomendação de ambos os autores (SF e CS) é colocar o preenchedor acima do SMAS ao contornar a linha da mandíbula com preenchedor. As injeções profundas no periósteo difundem-se por todo o masseter ao longo do tempo e diminuem o efeito da injeção.

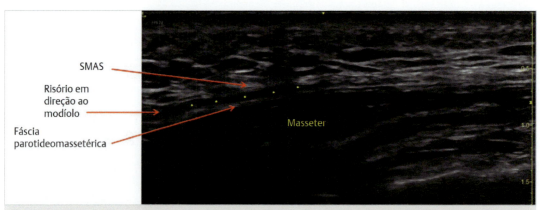

Fig. 4.30 A imagem é de uma sonda de 20 MHz em uma posição horizontal no nível da comissura oral. O músculo risório surge da superfície superficial anterior da fáscia parotideomassetérica e estende-se anteriormente para se inserir no modíolo. Sua ação é alargar a boca, especialmente durante o sorriso. A importância do risório é que ele pode ser inadvertidamente enfraquecido durante injeções de neurotoxina no masseter. Para evitar o risório durante as injeções no masseter, o autor (SW) recomenda injetar abaixo de uma linha traçada da comissura oral até o lóbulo da orelha e posterior à borda anterior do masseter (por palpação) em 1 cm.

4.4 Anatomia e Técnica de Ultrassom para a Parte Inferior da Face

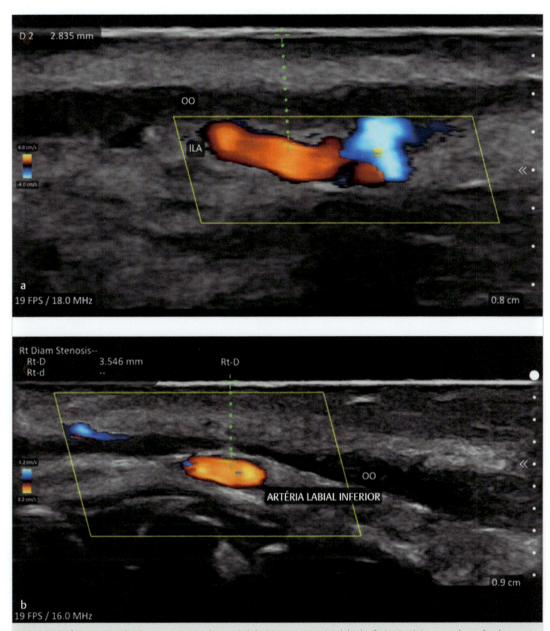

Fig. 4.31 (a, b) Imagem obtida com uma sonda portátil de 20 MHz. A artéria labial inferior (ILA) é mostrada profundamente ao músculo orbicular da boca (OO) em sua localização típica. A natureza tortuosa da artéria é comum e é vista nesta imagem com fluxo vermelho e azul do vaso. Escalas de velocidade mais altas precisam ser usadas porque esse é um vaso de alto fluxo. A profundidade é normalmente de cerca de 3 mm. A imagem inferior mostra um componente da ILA superficial ao músculo OO.

Anatomia em Camadas da Parte Inferior da Face

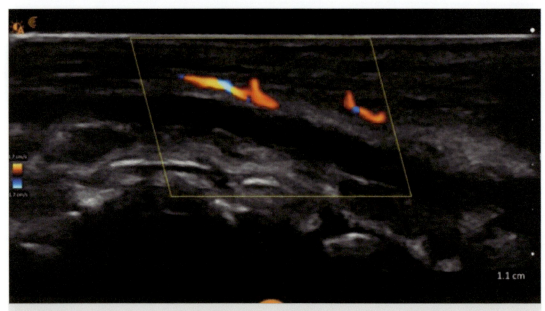

Fig. 4.32 Imagem obtida com uma sonda portátil de 20 MHz na posição horizontal. A artéria labial inferior é vista superficialmente ao músculo orbicular da boca. Essa variante ocorre em uma taxa de 2% e apresenta risco de oclusão.

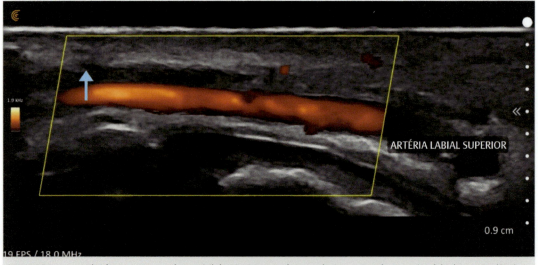

Fig. 4.33 Imagem obtida com uma sonda portátil de 20 MHz usando o modo *Power Doppler*. A artéria labial superior (SLA) é normalmente vista na profundidade do músculo orbicular (seta azul). Quando comparada à artéria labial inferior, a SLA é menos tortuosa.

4.4 Anatomia e Técnica de Ultrassom para a Parte Inferior da Face

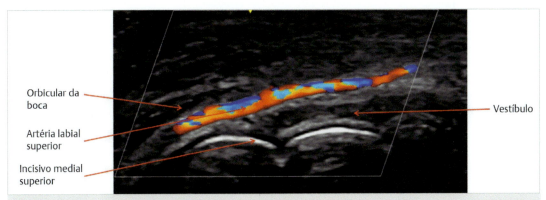

Fig. 4.34 Imagem obtida usando uma sonda de 18 MHz horizontalmente no lábio superior. Observe que essa artéria está abaixo do orbicular da boca. O vestíbulo fica superficialmente aos dentes.

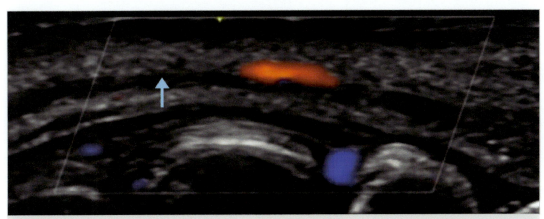

Fig. 4.35 Imagem obtida com uma sonda de 18 MHz. A artéria labial superior (SLA) é vista correndo superficialmente ao músculo orbicular (seta azul). Essa paciente sofreu uma oclusão vascular anterior quando recebeu injeções nos lábios. Uma SLA superficial é provavelmente uma variante mais comum encontrada em pacientes que tiveram oclusões vasculares labiais.

Anatomia em Camadas da Parte Inferior da Face

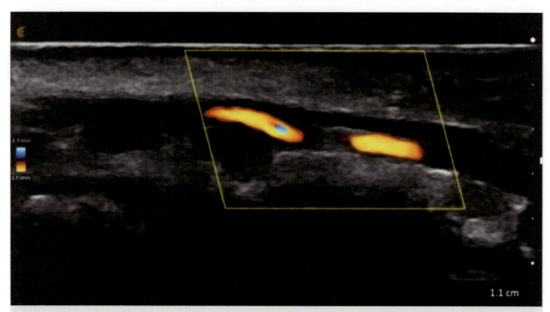

Fig. 4.36 Imagem obtida com uma sonda portátil de 20 MHz na posição horizontal. A artéria labial superior é vista profundamente ao músculo orbicular da boca e dentro do mesmo músculo. Essa variante ocorre em uma frequência de 24,14%, de acordo com os dados de Lee Walker.

4.4 Anatomia e Técnica de Ultrassom para a Parte Inferior da Face

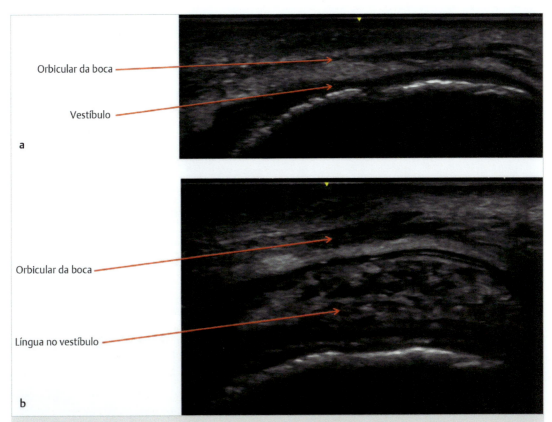

Fig. 4.37 (**a, b**) Imagens obtidas usando uma sonda de 20 MHz horizontalmente no lábio superior. O vestíbulo anecoico é frequentemente confundido com o músculo orbicular da boca, mas pode ser distinguido dele se o paciente colocar a língua entre os dentes e o lábio.

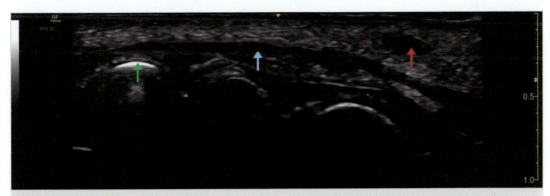

Fig. 4.38 Imagem obtida com uma sonda de 18 MHz na posição horizontal. Essa imagem mostra a anatomia do lábio superior. O músculo orbicular da boca é anecoico/hipoecoico (seta azul). Observa-se que o coxim adiposo superficial contém uma bolsa de preenchimento de ácido hialurônico (HA) (seta vermelha). Os dentes (seta verde) são hiperecoicos e posteriores ao músculo orbicular da boca.

Anatomia em Camadas da Parte Inferior da Face

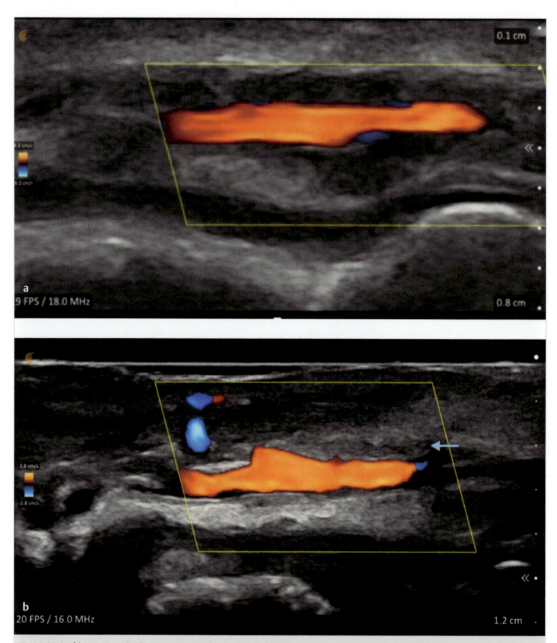

Fig. 4.39 (**a**, **b**) Imagem obtida com uma sonda portátil de 20 MHz na posição horizontal. A artéria labial superior (SLA) pode ser vista enviando um ramo da artéria filtral que se torna mais superficial à medida que se dirige para cima. Sua profundidade típica é de 2 mm e deve ser levada em consideração durante as injeções nessa área. O músculo orbicular da boca (seta azul) é visto superficialmente à SLA.

4.4 Anatomia e Técnica de Ultrassom para a Parte Inferior da Face

Leituras Sugeridas

Bae JH, Choi DY, Lee JG, Seo KK, Tansatit T, Kim HJ. The risorius muscle: anatomic considerations with reference to botulinum neurotoxin injection for masseteric hypertrophy. Dermatol Surg. 2014; 40(12):1334–1339

Bhingardeo A. Accessory parotid gland and it's clinical signifi- cance. MedPulse International Journal of Anatomy. December 2020; 16(3):18-20

Cotofana S, Fratila AA, Schenck TL, Redka-Swoboda W, Zilinsky I, Pavicic T. The anatomy of the aging face: a review. Facial Plast Surg. 2016; 32(3):253–260

Cotofana S, Hong WJ, Horne J, et al. Intralabial lip compartments and their potential clinical relevance. Plast Reconstr Surg. 2023

Crouzet C, Fournier H, Papon X, Hentati N, Cronier P, Mercier P. Anatomy of the arterial vascularization of the lips. Surg Radiol Anat. 1998; 20(4):273–278

Edizer M, Mağden O, Tayfur V, Kiray A, Ergür I, Atabey A. Arterial anatomy of the lower lip: a cadaveric study. Plast Reconstr Surg. 2003; 111(7):2176–2181

Faizal B, Chandran MP. Pneumoparotitis. Amrita Journal of Medi- cine. 2012; 8(2):1–44. Archived from the original (PDF) on 2015–12–11

Ferreira-Pileggi BC, Freire AR, Botacin PR, Prado FB, Rossi AC. A Different Pattern of Arrangement of the Risorius Muscle Fibers: A Case Report. Cureus. 2022 Mar 7;14(3):e22922

Frommer J. The human accessory parotid gland: its incidence, nature, and significance. Oral Surg Oral Med Oral Pathol. 1977; 43(5):671–676

Furukawa M, Mathes DW, Anzai Y. Evaluation of the facial artery on computed tomographic angiography using 64-slice multidetector computed tomography: implications for facial reconstruction in plastic surgery. Plast Reconstr Surg. 2013; 131(3):526–535

Huettner F, Rueda S, Ozturk CN, et al. The relationship of the mar- ginal mandibular nerve to the mandibular osseocutaneous liga- ment and lesser ligaments of the lower face. Aesthet Surg J. 2015; 35(2):111–120

Lamb J, Surek C. Facial Volumization: An Anatomic Approach. 1st ed. New York: NY: Thieme Medical Publishers; 2017

Lee HJ, Kang IW, Seo KK, et al. The anatomical basis of paradoxical masseteric bulging after botulinum neurotoxin Type A injection. Toxins (Basel). 2016; 9(1):14

Lee SH, Gil YC, Choi YJ, Tansatit T, Kim HJ, Hu KS. Topographic anat- omy of the superior labial artery for dermal filler injection. Plast Reconstr Surg. 2015; 135(2):445–450

Loukas M, Hullett J, Louis RG, Jr, et al. A detailed observation of var- iations of the facial artery, with emphasis on the superior labial artery. Surg Radiol Anat. 2006; 28(3):316–324

Mendelson BC, Freeman ME, Wu W, Huggins RJ. Surgical anatomy of the lower face: the premasseter space, the jowl, and the labiomandibular fold. Aesthetic Plast Surg. 2008; 32(2):185– 195

Nakajima H, Imanishi N, Aiso S. Facial artery in the upper lip and nose: anatomy and a clinical application. Plast Reconstr Surg. 2002; 109(3):855–861, discussion 862–863

Pinar YA, Bilge O, Govsa F. Anatomic study of the blood supply of perioral region. Clin Anat. 2005; 18(5):330–339

Prativadi R, Dahiya N, Kamaya A, Bhatt S. Chapter 5 Ultrasound Characteristics of Benign vs Malignant Cervical Lymph Nodes, Seminars in Ultrasound, CT and MRI. 2017: 38(5): 506-515

Rosengaus-Leizgold F, Jasso-Ramírez E, Sicilia NC. The Happy Face treatment: an anatomical-based technique for the correction of marionette lines and the oral commissures. J Drugs Dermatol. 2018; 17(11):1226–1228

Schelke L, Schoonen T, Velthuis PJ. Filler injections in the pre-auricular space: Be aware of the parotid gland. J Cosmet Dermatol. 2023; 22 (1):173–176

Surek C. "Facial Anatomy for Filler Injection: The Superficial Muscu- loaponeurotic System (SMAS) is Not Just for Facelifting" Clinics in Plastic Surgery. Editors Zins, Charafeddine. Philadelphia, PA. Elsevier

Surek CC, Guisantes E, Schnarr K, Jelks G, Beut J. "No-touch" techni- que for lip enhancement. Plast Reconstr Surg. 2016; 138(4): 603e–613e

Tansatit T, Apinuntrum P, Phetudom T. A typical pattern of the labi- al arteries with implication for lip augmentation with injectable fillers. Aesthetic Plast Surg. 2014; 38(6):1083–1089

Walker, L., Cetto, R. Bruke, T. Facial Ageing and Injection Anato- my: A Compendium of Evidenced Based Principles. 2021. UK Book Publishing

2014 by the American Society for Dermatologic Surgery, Inc. Published by Lippincott Williams & Wilkins. ISSN: 1076– 0512. Dermatol Surg 2014;40:1334–1339.

Índice Remissivo

Observação: Os números de página em **negrito** ou *itálico* indicam títulos ou figuras, respectivamente.

A

analogia do bolo de aniversário (as camadas do rosto) 3
adesão do ligamento temporal (TLA) *18*
almofada de gordura temporal superficial *26*
anatomia da artéria supraorbital e transições de profundidade **30**
anatomia e técnica de ultrassom para **53**
anatomia facial para o injetor, abordagem tridimensional para
analogia do bolo de aniversário (as camadas do rosto) **3**
    esqueleto facial 3
    SMAS como um medidor de profundidade 3
arboriza-se 3
artéria facial transversa (TFA) 47
artéria facial transversa *72*
artéria labial inferior (ILA) 83, *109*
artéria labial inferior *106*
artéria labial superior (SLA) 83, *111*
artéria mental ascendente 84
artéria supraorbital (SOA) *24, 37*
artéria supratroclear (STrA) *24*
artéria supratroclear *40*
artéria temporal superficial (STA) *21, 24, 27-28*
artéria temporal superficial *86*
artéria zigomaticofacial *71*
artérias angulares, 53
artérias temporais profundas *32-33*

B

bochecha lateral **47**

C

camada de bolo *8-11*
camada profunda da fáscia temporal profunda (D-DTF) 15
camada supraSMAS 3
canal lacrimal 53
columelar 47
compartimento de gordura lateral profundo do queixo 83
compartimento de gordura temporal superficial *23*
compartimentos de gordura medial profunda da bochecha (DMCF) 48
coxim adiposo bucal 15
coxim adiposo temporal intermediária 19, 26, 32
crista temporal óssea 15

D

depressor *anguli oris* (DAO) *103, 105-106*

E

embolia pulmonar 30
espaço piriforme profundo (DPS) 3, 47, 51
espaço pré-zigomático 3, 47, *51*
espaço temporal superior 3, 15, *20*
esqueleto facial **3**

F

face média inferior anterior **51**
face média medial anterior *56-58*
face média superior anterior **47**
fáscia temporal profunda *34-35*
feixe neurovascular infraorbital 49, 52
forame infraorbital *68*
face inferior, anatomia em camadas da
    anatomia e técnica de ultrassom para a parte inferior da face 96
    lábio superior e inferior 83
    linha anterior da mandíbula (queixo, pré-jugal, marionete) 83
    linha posterior da mandíbula 86
face superior, anatomia em camadas da 15
    anatomia da artéria supraorbital e transições de profundidade 30
    anatomia da artéria supratroclear e transições de profundidade 30
    anatomia e técnica de ultrassom para 19
    glabela 17
        planos de injeção em 27
        primeiro plano de injeção 27
        segundo plano de injeção 27
        têmpora 15
        terceiro plano de injeção 27
    testa e glabela, ultrassom da 30
face média, anatomia em camadas da
    anatomia e técnica de ultrassom para o terço médio da face e canal lacrimal 63
    bochecha lateral 47
    canal lacrimal 53
    face média inferior anterior 51
    face média superior anterior 47
    nariz 47
    sulco nasolabial 47
face média
    anatomia e técnica de ultrassom para 63
    arquitetura óssea da 50
faixa pterigomassetérica 86

G

glabela **17**
gordura medial/lateral profunda da bochecha 47
gordura suborbicular do olho (SOOF) 47, *70*

H

hialurônico (HA), preenchimento com ácido 36

I

injeção no plano interfascial de PLLA *36*
injeções supraperiosteais profundas 21

J

junção cutâneo-vermelhão 83
junção da pálpebra com a bochecha 3

L

lábio superior e inferior **83**
ligamento 3
ligamento de retenção orbital (ORL) 3, *51-52, 61*
ligamento de retenção osteocutâneo mandibular (MOCL) 83
ligamento de retenção osteocutâneo mandibular 3
ligamento de retenção zigomático 3
ligamento labiomandibular 83
ligamento osteocutâneo mandibular (MOCL) 83
ligamento platisma mandibular (PML) 83
ligamentos de retenção osteocutâneos 3
ligamentos de retenção zigomático-cutâneos 3
ligamentos zigomaticocutâneos (ZCL) *51-52, 54*
linha anterior da mandíbula (queixo, pré-jugal, marionete) **83**
linha posterior da mandíbula **86**
linha branca 83

Títulos não listados acima (coluna 3 parte superior)

fáscia parotideomassetérica *96*
fáscia temporal profunda da camada superficial (S-DTF) 15
fáscia temporal superficial 3, *22, 34-35*
feixe neurovascular supratroclear 17
fossa temporal *16*

Índice Remissivo

M

músculo masseter 86
músculo mentoniano 85
músculo da mastigação *17*
músculos da linha anterior da mandíbula *91*
músculos corrugadores 17
medidor de profundidade **3**
músculos depressores do supercílio 17
músculo depressor *labii inferioris* (DLI) *103*
músculo mentoniano em forma de leque 85
músculo *orbicularis oculi* 47
músculo *orbicularis oris 113*
músculos orbiculares do olho 17
músculo platisma 87
músculo prócero 17, *41*
músculo temporal *17*

N

nariz **47**
nasal lateral **47**
násio *41*

O

osso da maxila 47

P

periósteo *101*
periósteo da têmpora *36*

plano interfascial 3, 15, *20*
plano subSMAS 3, *5*, *51*
platisma mandibular 83
prega labiomental 85

R

ramo frontal do nervo facial *21*
ramo palpebral da artéria infraorbital (PIOA) *70*

S

septo temporal inferior 15
septo temporal superior (STS) 15
septos vasculares 3
sistema carotídeo interno *32*
sistema musculoaponeurótico superficial (SMAS) 3, *26*
sistemas das artérias carótida interna e carótida externa 47
sulco de marionete 3
sulco nasojugal 3
sulco nasolabial (NLF) 3, **47**, *49*
sulco pré-jugal e marionete *89*

T

têmpora
anatomia e técnica de ultrassom para 19, 96
planos de injeção em 27
primeiro plano de injeção 27
segundo plano de injeção 27

terceiro plano de injeção 27
planos de injeção em 27
trajeto da veia angular *59*
testa e glabela, ultrassom da
anatomia da artéria supraorbital e transições de profundidade 30
anatomia da artéria supratroclear e transições de profundidade 30
técnica ponto a ponto ou *bolus* 27
técnica de injeção no plano interfascial 22
transição labiomandibular 83

U

ultrassom da testa e da glabela 30

V

vários músculos depressores da sobrancelha 17
vasculatura facial superior 15
vasculatura glabelar 15
vasculatura nasal *48*
vasculatura oftálmica 47
vasos nasais dorsais 47
veia sentinela *31*
vias linfáticas do terço médio da face *55*

Z

zigomático, arco 47